公衆栄養学・栄養疫学実習

編著

石原淳子・髙地リベカ

共著

鬼頭久美子・木村安美・小手森綾香
後藤温・多田由紀・遠又靖丈・丸谷幸子
丸山広達・村井詩子・吉﨑貴大

五十音順

建帛社
KENPAKUSHA

はじめに

　日本は2007年に65歳以上人口が全人口の21％を超える超高齢社会へと突入しました。2022年には29.1％と報告されており，少子化も相まって今後も高齢者割合は増加していくと予測され，2025年には約30％，2060年には約40％に達すると見られています。加齢に伴う慢性疾患の増大は，医療・介護にかかる社会の負担も課題となります。2011年以降は人口が減少に転じており，労働力不足，介護人材の不足といった問題も露わになってきました。このような社会に直面して，管理栄養士には食生活・栄養の専門家として，人々の健康寿命の延伸とQOLの向上を如何に図るかという重大なテーマを与えられています。

　このマネジメントの過程においては，より確からしいデータや分析方法に依拠して価値判断・意思決定をしていかねばなりません。また，多職種が相互にそれぞれの現状や目的を理解して連携していくためには，過程を適切に共有（見える化）させていくことが求められます。ところで，地域診断ガイドライン2011によると「公衆衛生を担う専門家が，…個人・地域を対象にケアを行い，地域課題を軽減・解消していく一連のプロセス」と地域診断を定義しており，公衆栄養マネジメントと概ね同義と言えるでしょう。ひょっとすると異なるのは，マネジメントにおいて，より「個人」を重視する視点かもしれません。超高齢社会に直面する今，個別に異なる事情や価値観に丁寧に向き合うことからニーズを明らかにしていくことの重要さが増していることから，本書には質的調査に関する実習も組み込みました。もちろん，種々の食生活や栄養の調査のみならず，国保データベース（KDB）などのデータを分析する量的なデータを正しく扱えることが基本であることは言を俟たないところです。

　本書は，栄養改善を中心としたマネジメントで必要とされる手技・情報の求め方を筆者・編者の英知を傾けて執筆・編集しました。栄養疫学の基礎である食事調査のノウハウもぎっしり詰め込みました。実習内容に関する詳説は「管理栄養士国家試験出題基準（ガイドライン）」を参照いただけるように対応させ，実習に必要な手順とその解説で構成されています。学習目標の達成度を読者（学生）自身で判断できるようルーブリックを採用しました。加えて，今や多くの大学で拡大が進む授業のオンライン化にも対応できるデジタルコンテンツ満載の実習書を目指しました。管理栄養士を志す学生だけでなく，食事調査の実務に携わる大学院生や若手の研究

者，分析の基礎を知りたい現場の管理栄養士，健康に関わるデータ・サイエンスを学ぶ方にも，きっと役立つ一冊になったと自負しております。行き届かない点については，建設的にご批判いただき改訂してゆきたいと思います。

　終わりに，本書の出版にご理解を賜った株式会社建帛社，及び編者の果てしない理想に辛抱強くおつきあいくださった秦野佑紀氏に深く感謝申し上げます。

2024年1月

石原　淳子
髙地リベカ

本書利用の手引き

● 各Chapterの冒頭に，事前学習範囲とプリシードプロシードモデル（PP
モデル），評価基準を示した。

事前学習範囲 演習・実習を行う際に必要な事前学習の範囲を，「令和4年
度 管理栄養士国家試験出題基準（ガイドライン）」[1]に対応した形で示す。
それぞれの項目番号・記号との対応関係については，上記の報告書を参照
のこと。

PPモデル 各Chapterの内容がPPモデルのどこの段階に該当するのかを
示す。これを念頭に演習や実習を行うことで，より実際的な知識や能力を
養うことを目指す。

評価基準 各Chapterの演習・実習における評価基準を，「評価の観点」・「評
価の基準」・「尺度」（A・B・Cの3段階）で示す。教員の評価ツールとし
ての利用に加え，学習者の自己評価にも利用できる。

● デジタルコンテンツとして，動画・File（実習や演習に使用するワーク
シートやサンプルデータなどの電子媒体），外部リンクを，建帛社Webサ
イトにて提供している（利用方法は下記参照）。

● 各Chapterに演習・実習課題を設けているが，必要に応じて実習内容を
選択・調整していただきたい。

デジタルコンテンツの利用方法

本文中の側注にある二次元バーコード（QRコード）を読み取っていただ
くと，個別のデジタルコンテンツが掲載された建帛社Webサイトにアク
セスできる。または，下記のURL[2]にアクセスすることで，デジタルコン
テンツを収載した建帛社Webサイトにアクセスできる。

> https://www.kenpakusha.co.jp/dc/9784767907529/01/

付録 食品の目安量換算テスト（Googleフォーム）

食品の目安量換算テストをWeb上で手軽に実施できるように，Googleフォー
ム版を用意した（利用にはGoogleアカウントが必要）。上記の建帛社Webサ
イトにこのGoogleフォームへのリンクを掲載しているので，各自の環境にコ
ピーし，ご利用いただきたい。

作成協力）伊藤由希子，臼井朋美，小川冬華，佐藤ゆうな，鈴木媛葉，松野友香（奈良女子大学）

Chapter 07　疾病と診療行為の関連把握　　　　　　　　　（後藤）

Part IV　地域の健康・栄養データの収集と解析

Chapter 08　データの収集と解析（質的調査）　　　　　　（多田）

Chapter 09　データの収集と解析（量的調査）　　　　　（小手森）

Chapter 10　食事調査の実施

Chapter 11　食事摂取基準の集団への活用　　　　　　　（小手森）

Part V　公衆栄養マネジメント

Part **I**

疫学研究の基礎

疾病とその要因に関する
エビデンス収集と活用

事前学習 □社会・環境と健康：4

PP モデル

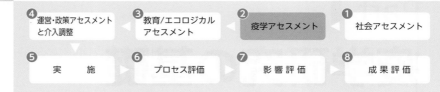

| ④ 運営・政策アセスメント と介入調整 | ③ 教育/エコロジカル アセスメント | ② 疫学アセスメント | ① 社会アセスメント |
| ⑤ 実　施 | ⑥ プロセス評価 | ⑦ 影響評価 | ⑧ 成果評価 |

■ 評価基準

	A	B	C
健康・栄養・食に関する興味のある英語学術論文の検索	検索サイトを活用し，目的に合った論文を的確に検索できる	検索サイトを活用し，ある程度目的にあった論文を検索できる	検索サイトを用いて，論文に関する用語を入力できる
論文読解	疫学研究論文を読解できる	疫学研究論文をある程度読解できる	疫学研究論文を部分的に読解できる

演習・実習 1-1　健康・栄養・食に関する英語学術論文の検索・読解

　　論文検索サイトを活用し，健康・栄養・食に関する興味のある英語学術論文を検索・読解しよう。本演習では，例として「日本人を対象とした野菜と果物の摂取とがんや循環器疾患との関連を調べた前向きコホート研究」について調べる。

▶ 手順・流れ

*1　1-A（File1-1）

1）事前準備
❶　インターネットに接続でき，ExcelがインストールされたPCを用意する。
❷　File1-1*1をダウンロードする。

*2　1-B（動画1-1）

2）論文検索サイト「PubMed」の表示（動画1-1*2）
❶　ウェブブラウザを開き，アドレスバーに「pubmed.gov」と入力してエンターキーを押すと，PubMedのWebページが表示される。

3）論文の検索

❶　検索ボックスに，健康・栄養・食及び疾病に関する用語や医学用語（疾患名，食品名，栄養素名等）をキーワードとして入力し，**Search**をクリック又はエンターキーを押す。今回の例では「fruit AND vegetable AND（cancer OR "cardiovascular disease"）AND prospective AND Japan」と入力して検索する。

❷　検索結果で表示された論文のタイトルから，目的と合致するかを判断する。検索結果の例を**図表1-1**に示した。

❸　タイトルから，目的に合致していると思われる論文を選択し，要旨（Abstract，抄録）を読み，さらに目的と合致するかを判断する。要旨の例を**図表1-2**に示した。合致していれば全文のリンクを開きダウンロードする[*3]。今回の例では「Fruit and vegetable intake and risk of total cancer and cardiovascular disease: Japan Public Health Center-Based Prospective Study」（多目的コホート研究を用いた果物や野菜の摂取とがん又は循環器疾患リスクとの関連）[*4]を選択し，全文をダウンロードする。

4）論文の読解

❶　ワークシート（File1-1）を使って論文を要約する。まずは，上記「3）論文の検索」でダウンロードした論文についてまとめる。

❷　次に，興味のあるテーマについても，PubMedを使って論文（一部日本語もある）を検索し，ワークシート（File1-1）に沿って論文の概要をまとめる。

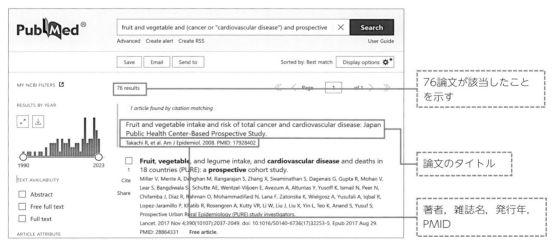

図表 1-1　検索結果の例

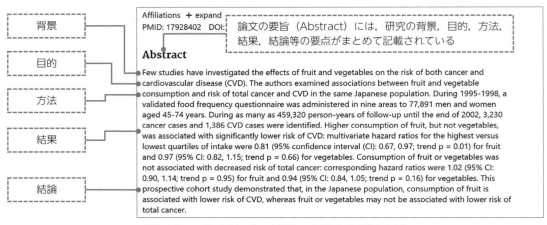

背景

目的

方法

結果

結論

Affiliations + expand
PMID: 17928402　DOI:

論文の要旨（Abstract）には，研究の背景，目的，方法，結果，結論等の要点がまとめて記載されている

Abstract

Few studies have investigated the effects of fruit and vegetables on the risk of both cancer and cardiovascular disease (CVD). The authors examined associations between fruit and vegetable consumption and risk of total cancer and CVD in the same Japanese population. During 1995-1998, a validated food frequency questionnaire was administered in nine areas to 77,891 men and women aged 45-74 years. During as many as 459,320 person-years of follow-up until the end of 2002, 3,230 cancer cases and 1,386 CVD cases were identified. Higher consumption of fruit, but not vegetables, was associated with significantly lower risk of CVD: multivariate hazard ratios for the highest versus lowest quartiles of intake were 0.81 (95% confidence interval (CI): 0.67, 0.97; trend p = 0.01) for fruit and 0.97 (95% CI: 0.82, 1.15; trend p = 0.66) for vegetables. Consumption of fruit or vegetables was not associated with decreased risk of total cancer: corresponding hazard ratios were 1.02 (95% CI: 0.90, 1.14; trend p = 0.95) for fruit and 0.94 (95% CI: 0.84, 1.05; trend p = 0.16) for vegetables. This prospective cohort study demonstrated that, in the Japanese population, consumption of fruit is associated with lower risk of CVD, whereas fruit or vegetables may not be associated with lower risk of total cancer.

図表 1-2　PubMed で検索した論文の要旨の例

▶ 解説

1）論文の検索サイト

　これまでに報告された研究成果を探すツールとして，インターネットによる文献検索サービスが活用できる。国際的な医学文献情報データベースとしては，PubMed（パブメド）が最も一般的である。PubMedは，米国国立医学図書館（National Library of Medicine, NLM）の作成するMEDLINE（メドライン）を含む，医学・生物学分野（栄養学・栄養疫学も含む）のデータベースである。PubMedでは，収録している論文にそれぞれID（PMID）が付与されており，PMIDから論文を検索することや，文献情報をリスト化してまとめることができる。

　国内では，国立情報学研究所（NII）による文献情報データベースCiNii[*5]がある。日本語で書かれた国内の大部分の学会誌，大学等が発行する紀要等から構成される。

*5　1-D（リンク1-2）

2）検索語の指定

　本演習の例では「日本人を対象とした野菜と果物の摂取とがんや循環器疾患との関連を調べた前向きコホート研究」について調べるため，図表1-3のような英単語を検索ボックスに入力した。

　著者により使用する専門用語が異なる場合があるため，利用者入力キーワードを使わず統制語（同義語の代表となっている言葉）を使用して検索する場合もある。PubMedではMeSH（Medical Subject Heading）がある。

　検索語を論文のタイトルと要旨にのみ含める場合は，検索ボックスの下の「Advanced」を選択し，「All Fields」の中から「Title/Abstract」を選択し，検索範囲を指定する（p.2，動画1-1参照）[*6]。

*6　検索範囲を指定しない場合は，検索語が論文全体のどこかに含まれることを意味する。

図表 1-3　検索語の例

検索内容	検索語
曝露要因	fruit AND vegetable "果物" と "野菜"
アウトカム	(cancer OR "cardiovascular disease") "がん" 又は "循環器疾患"
研究デザイン	prospective "前向き"
条件	Japan "日本"

検索式の内容：
果物と野菜と，がんと循環器疾患のいずれかと，前向き研究の全てを含み，日本で行われた文献（これらの検索語が論文内に含まれている場合に該当論文として表示される）。

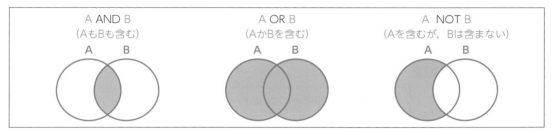

図表 1-4　演算子の検索条件

　検索ボックスでは，論理演算子（AND，OR，NOT）を用いた検索も可能である（図表1-4）。論理演算子は大文字で入力する。括弧（　）はその中でグループ化した検索語となり，これらを組み合わせて検索式を作成する。

3）研究の信頼度

　研究の信頼度は，エビデンスレベルとしてまとめられている（図表1-5）。最も信頼度が高いとされているのが，複数の疫学研究をもとにした統合解析（システマティック・レビュー），メタ解析（メタアナリシス）である。一方で，科学的根拠に基づかない専門家の意見等は低いとされる。

4）一般的な引用論文の表記の仕方

　レポートや論文等を作成する際に，他者の著作物（論文の内容や図表等）を使用することを引用という。また，引用する際には，その出典（どこから引用したか）を明示する必要がある。論文を引用した場合の出典の記載例を次に示す。
　記載例：著者名．論文名．掲載誌名，出版（刊）年；巻数（号数）：論文の掲載ページ．

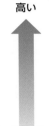

図表 1-5　エビデンスレベル
（文献1より改変引用）

研究の信頼性

高い

・複数のランダム化比較試験の結果の統合
　（統合解析，メタ解析）

・ランダム化比較試験（介入研究）

・非ランダム化比較試験（介入研究）

・コホート研究

・症例対照研究

・記述疫学

・雑誌，専門家の意見，推論

低い

演習・実習 1-2　分析疫学研究の読解

　これまでに報告されたコホート研究について，ワークシート（File1-1）を用いて読解しよう。同様に，横断研究，症例対照研究についてもまとめよう。

▶ 手順・流れ

1）事前準備

❶　分析疫学研究について理解する（動画1-2[*7]参照）。分析疫学とは，観察研究の中で，関連があると推測される曝露（要因）と疾病（健康事象）との関連を統計学的に調べ，その曝露と健康事象との間に因果関係があるかどうかを調べる手法である。

❷　インターネットに接続でき，ExcelがインストールされたPCを用意する。

❸　File1-1（p.2参照）をダウンロードする。

2）資料のダウンロード

❶　下記の論文をダウンロードする。

・コホート研究　資料：星　他：血清総コレステロール値と要介護認定リスクに関する前向きコホート研究—鶴ヶ谷プロジェクト—，日本公衆衛生雑誌，2013，60（8），pp.435-443.[*8]

＊7　1-E（動画1-2）

＊8　1-F（リンク1-3）

*9 1-G（リンク1-4）

*10 1-H（リンク1-5）

*11 STROBE声明：観察研究論文の質向上のための著者への支援だけでなく，雑誌の査読者，編集者，及び読者が，論文の批判的吟味や解釈を行う上でも有用とされている。論文の「タイトル」，「抄録」，「はじめに」，「方法」，「結果」及び「考察」に関連する22項目のチェックリストから成る。日本語版サイト：

1-I（リンク1-6）

3）論文の読解

❶　上記でダウンロードした論文を読み，論文の要点をワークシート（File1-1）に沿ってまとめる。

❷　コホート研究についてまとめた後，他の研究デザイン（横断研究，症例対照研究）についてもまとめる。

・横断研究　参考資料：佐藤　他：地域在住高齢者における膝痛の関連要因：横断研究，日本公衆衛生雑誌，2016，63（9），pp.560-568.*9

・症例対照研究　参考資料：佐方　他：急性期病院における後期高齢者の経済状況と退院先の関連：退院患者の調査票情報を用いた症例対照研究，日本公衆衛生雑誌，2017，64（6），pp.303-310.*10

補足　論文読解時のポイント

　論文は要旨，導入，方法，結果，考察，結論の順に記載されており，要旨には研究の要点が簡潔にまとめられている。論文を読む場合には，調べたい目的と結果が理にかなっているか，研究のバイアス（動画1-2参照）にどのように対処しているか等批判的吟味を行いながら読解することが重要である。

　また，横断研究，コホート研究，症例対照研究では，論文の質を向上するために，論文に記載すべき項目のチェックリストとしてSTROBE声明*11が公表されており，日本語版も作成されている。論文を読解する際にも活用できる。

▶ 解説

1）分析疫学

　分析疫学は，疫学研究手法の1つである。疫学研究は，観察研究と介入研究に分類される。さらに，観察研究は記述疫学と分析疫学に分類される（図表1-6）。

2）論文の読解

*12 1-J（動画1-3）

　疫学研究では，研究対象者の選択方法や情報の集め方，分析を正しく行わないと，測定・評価しようとする真の値と，実際に測定した値（観測値，測定値）との間に誤差（エラー）を生じる可能性がある（動画1-3*12参照）。誤差は，主に偶然誤差（ランダムエラー）と，系統誤差（バイアス）に分けられる。さらに，系統誤差には，研究対象者の選択方法による誤差（選択バイアス），調査したい情報の取り方による誤差（情報バイアス），曝露以外で疾患に関連する要因の偏り（交路要因）があり，これらの誤差が曝露と疾患との本来の関連をみえにくくする。

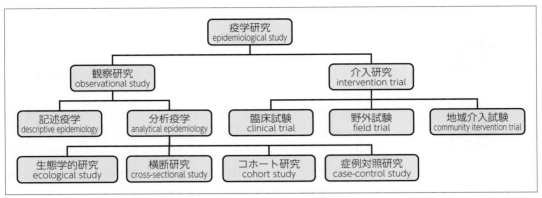

図表 1-6 疫学研究方法の種類

コラム　緑茶摂取と全死亡との関連について[2)]

　日本における大規模コホート研究の1つに，生活習慣とがんや循環器疾患等の病気との関係を明らかにし，日本人の生活習慣病予防や健康寿命の延伸に役立てるための研究として，全国11保健所と国立がん研究センター等が共同して行っている「多目的コホート研究」がある。1990年に開始され，約14万人を対象に追跡を行っている。

　これまでに行われた疫学研究の1つに，緑茶摂取と全死亡リスクについて，40〜69歳の男女約9万人を約20年追跡した結果が報告されている。研究では，緑茶を飲む頻度が1日1杯未満の人と比べて，緑茶の摂取頻度が多いほど全死亡リスクが低かった（図表1-7）。

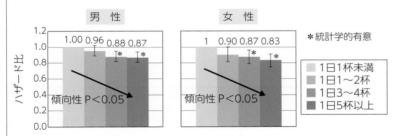

性別，年齢，保健所地域，喫煙習慣，飲酒習慣，BMI，高血圧・糖尿病・潰瘍既往，運動習慣，コーヒー・中国茶・紅茶・炭酸飲料・ジュースの摂取，総エネルギー摂取量，果物・野菜・魚・肉・乳製品・米飯・味噌汁の摂取，雇用の有無を調整。（文献2より改変引用）

図表 1-7　緑茶摂取と全死亡リスク

　緑茶摂取と全死亡リスク低下との関連がみられた理由として，緑茶に含まれるカテキンには血圧や体脂肪，脂質や血糖値改善効果があること，緑茶に含まれるカフェインが血管を健康に保つ働きがあること等が考えられている。

参考文献

1) Oxford Centre for Evidence-Based Medicine: Levels of Evidence（March 2009），https://www.cebm.ox.ac.uk/resources/levels-of-evidence/oxford-centre-for-evidence-based-medicine-levels-of-evidence-march-2009（Accessed 13 October 2023）.

2) 国立がん研究センターがん対策研究所：多目的コホート研究（JPHC Study），https://epi.ncc.go.jp/jphc/outcome/3526.html（アクセス日：2023年10月13日）.

chapter 02 疫学指標

事前学習　□社会・環境と健康：4-A-b, 4-A-c

PP モデル

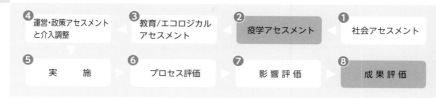

④ 運営・政策アセスメント と介入調整 → ③ 教育/エコロジカル アセスメント ← ② 疫学アセスメント ← ① 社会アセスメント

⑤ 実施 → ⑥ プロセス評価 → ⑦ 影響評価 → ⑧ 成果評価

■ 評価基準

	A	B	C
保健統計の指標の理解	保健統計の指標を算出でき，適切に活用できる	保健統計の指標の意味を理解でき，算出できる	保健統計の指標の意味を理解できる
関連の疫学指標を用いた曝露要因の影響評価	オッズ比，相対危険，寄与危険，集団寄与危険割合を理解したうえで，危険因子や予防因子への曝露の影響を評価できる	オッズ比，相対危険，寄与危険を理解したうえで，危険因子や予防因子への曝露の影響を部分的に評価できる	オッズ比，相対危険，寄与危険を理解できる

演習・実習 2-1　疫学指標の基本

　　10年間フォローアップされた10人の仮想コホートの**図表2-1**を読み取り，罹患率（incidence rate），有病率（prevalence）を計算してみよう。

▶ 手順・流れ

*1　2-A（動画2-1）

*2　2-B（File2-1）

1）事前準備：使用するワークシートのダウンロード及び説明

❶　本演習の補足説明を**動画2-1**[*1]に示したので参照すること。

❷　Excelがインストールされたスライド PCを用意する。

❸　ワークシート（File2-1[*2]）をダウンロードし，ファイルを開く。該当のファイルは2つのシートから構成されており，「データ」のシートには仮想のデータが含まれている。「データ」のシートでは一切編集を行わず，計算等の作業は「作業・加工」のシートで行う。データに含まれている変数の説明は**図表2-2**の通りである。

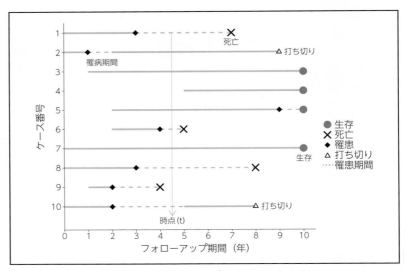

図表2-1　10年間フォローアップされた10人の仮想コホート

図表 2-2　File2-1 の変数一覧

列	変数名	内容
B列	id	個票データ*1の識別番号
C列	status	追跡終了時点における状態（生存あるいは死亡）
D列	end_time	追跡終了年（年）
E列	incidence_time	ある疾患の発生年（年）
F列	recovery_time	疾患が治癒した年（年）
G列	start_time	追跡開始年（年）
H列	censor	打ち切りの発生した年（年）

＊1　個票データ：調査により収集した，個々の事例や対象に関する情報を記録したデータである。個人情報保護の観点から，匿名化されていることが多い。

2）罹患率の算出

❶　ワークシートのidごとに，ある疾患の発生の有無を示す変数：case（I列）と観察人年を示す変数：pyear（J列）を作成する。caseには，追跡期間中に該当のidで疾患が発生した場合は「1」を入力する。Excel関数で処理する場合には，セルI3に「**=IF(E3="","",IF(E3>0,1,0))**」*3と入力した後にセルをコピーし，I4からI12までペーストする。pyearには，追跡開始から追跡終了あるいは疾患発生までの期間（年数）を入力する。Excel関数で処理する場合には，セルJ3に「**=IF(E3="",D3-G3, E3-G3)**」と入力した後にセルをコピーし，J4からJ12までペーストする。

❷　caseの合計を算出する。セルF17に「**=SUM(I3:I12)**」と入力する（A）。

❸　pyearの合計を算出する。セルF18に「**=SUM(J3:J12)**」と入力する（B）。

＊3　IF関数の構文：IF(条件式，当てはまる場合の戻り値，当てはまらない場合の戻り値)。

❹ （A）を（B）で除することで罹患率を算出する。セルF19に「**=F17/F18**」と入力する。なお，死亡の発生の有無をcaseとした場合は死亡率となる。❶～❹の計算式は以下の通りである。

$$罹患率（あるいは死亡率）= \frac{疾患（あるいは死亡）の発生数の合計（A）}{観察人年（pyear）の合計（B）} \quad （式1）$$

3）有病率（有病割合）の算出

　今回の例題では，追跡開始後4.5年の時点での有病率を求める（時点（t）= 4.5）。

❶　仮想データの時点（t）において，罹病期間中である者を特定する（C）。つまり，フォローアップ期間4.5年時点よりも前に疾患が発生し，罹病期間が4.5年の時点を跨いでいる者を特定する。incidence_time（E列）が空欄（→疾患が発生していない），もしくはend_time（D列）が4.5年（セルF22）より早い（→追跡終了が時点（t）より早い）場合は，時点（t）において罹病期間中でないとして該当のIDのL列を空欄とする。incidence_timeが4.5年より早くrecovery_time（F列）が空欄（→疾患が時点（t）よりも前に発生して治癒していない），あるいはincidence_timeが4.5年より早くrecovery_timeが4.5年以降である（→疾患が時点（t）よりも前に発生して時点（t）よりも後に治癒した）場合は，罹病期間中であるとして該当のIDのL列に「1」を入力する。Excel関数で処理する場合には，IF関数とAND関数，OR関数を用いると便利である。セルL3に「**=IF(OR(E3="",D3<$F$22),0,IF(OR(AND($F$22>E3,F3=""),AND($F$22>E3,F3>=$F$22)),1,0))**」と入力した後にコピーし，L4からL12までペーストする[*4]。

❷　（C）の人数の合計を算出する（D）。セルF24に「**=SUM(L3:L12)**」と入力する。

❸　時点（t）における対象集団を特定する（E）。つまり，フォローアップ期間4.5年時点で追跡が始まっていない，あるいは追跡が終了している者を特定し，対象集団から除く。start_time（G列）が4.5年より遅いか，end_timeが4.5年より早い場合は，対象集団でないとして該当のIDのM列に「0」を入力する。それ以外の場合は対象集団であるとして「1」を入力する。Excel関数で処理する場合は，セルM3に「**=IF(OR(G3>$F$22,D3<$F$22),0,1)**」と入力した後にコピーし，M4からM12までペーストする。

❹　（E）の人数の合計を算出する（F）。セルF26に「**=SUM(M3:M12)**」と入力する。

❺　（D）を（F）で除することで有病率を算出する。セルF27に「**=F24/F26**」と入力する。❶～❺の計算式は次の通りである。

*4　Excel数式内でセルを指定する際，「$F$22」のように，列や行の前に「$」を付けることで絶対参照となる。絶対参照とした場合，数式をコピーした際に参照先のセルが固定される。今回のセルF22のように，コピー先のセルでも同じ列や行のセルを参照したい場合に使用する。なお，Excelにおいて相対参照と絶対参照の切り替えは「F4」のキーで行える。

*5 2-C（File2-2）

*6 2-D（File2-3）

*7 2-E（File2-4）

*8 2-F（File2-5）

*9 2-G（動画2-2）

$$有病率 = \frac{ある集団の時点（t）において罹病期間に該当する者の合計（D）}{ある集団の時点（t）において調査対象者の合計（F）} \quad （式2）$$

発展学習　R言語を使用して疫学指標を算出する

　データ処理や分析はExcelを使用せずに，R言語をはじめとしたプログラミング言語を用いるほうが効率的かつ実践的で，応用できる範囲も広い。R言語は統計解析に適したプログラミング言語であり，誰でも無料で使用できる。簡単な演算処理からデータの可視化，自然言語処理，検定や機械学習等，様々な処理をカバーできる。本Chapterに掲載している実習・演習のワークシートでのデータ処理については，R言語を用いた処理方法も用意している（Rの使用方法はFile2-2[*5]，分析に使用するRのコードはFile2-3[*6]参照）。最初はR言語によるコード処理に慣れないかもしれないが，資料を参考にしながら積極的にチャレンジしてもらいたい。

発展学習　カプラン-マイヤー法による生存曲線の作成

　生存分析の1つの手法として，カプラン-マイヤー法（Kaplan-Meier method）が用いられることがある。カプラン-マイヤー法による生存曲線の作成方法の例をFile2-4[*7]に示した。また，使用するワークシートをFile2-5[*8]に示した。更に，この発展学習の補足説明を動画2-2[*9]に示した。

▶ 解説

1）罹患率と累積罹患率

　罹患率と累積罹患率の分子は「ある観察期間に新規発生したイベント（疾患あるいは死亡）の数」となるが，分母が異なる。罹患率の場合には，分母は観察した集団の観察人年の総和となるが，累積罹患率では期間中に打ち切りなく追跡できた人数となる。罹患率はイベントが発生する速度を表す概念であるとされる[*10]。一方，累積罹患率は割合（proportion）として定義され，例えば「10年間における累積罹患率」（10年間のいつかに罹患する確率を意味する）等と観察期間が必ず明記される。

[*10]　例えば，速い速度で罹患する疾患の場合，観察人年が短くなるのでその総和となる分母が小さくなり，罹患率は大きな値となる。発生速度が遅い疾患の場合はその逆である。

2）有病率とオッズ

　ある一時点において，疾患を有している人が調査対象者全体に占める割合を有病率という。なお，有病率は有病期間の長さに影響を受けるが，それがほぼ一定であると仮定できる場合には「有病率＝罹患率×平均有病期間」の関係が成り立つ。一方，オッズとはある事象が起こる確率pの，その事象が起こらない確率（1−p）に対する比のことである。なお，ある事象とは疾患や死亡の発生である。

演習・実習 2-2	関連の疫学指標

> 　相対危険（relative risk, RR），寄与危険（attributable risk, AR），寄与危険割合（percent attributable risk, PAR），集団寄与危険割合（population attributable fraction, PAF），オッズ比（odds ratio, OR）を算出しよう。

▶ 手順・流れ

1）前向きコホート研究：事前準備

❶　本演習の補足説明を**動画2-3**[*11]に示したので参照すること。

❷　ExcelがインストールされたPCを用意する。

❸　ワークシート（File2-6[*12]）をダウンロードし，ファイルを開く。該当のファイルは2つのシートからなり，「データ」のシートには1万人の地域住民を対象とした20年間の前向きコホート研究の仮想データが含まれている。「データ」のシートでは一切編集を行わず，計算等の作業は「作業・加工」のシートで行う。なお，このデータに含まれる変数の説明は**図表2-3**の通りである。今回は「朝食欠食という要因に曝露されているグループは，曝露されていないグループに比べて循環器疾患の新規発生のリスクが高い」という仮説を設定する。

*11　2-H（動画2-3）

*12　2-I（File2-6）

図表2-3　File2-6 の変数一覧

列	変数名	内容
A列	id	個票データの識別番号
B列	start_time	追跡開始年月日（yyyy/mm/dd）[*1]
C列	end_time	追跡終了年月日（yyyy/mm/dd）
D列	status	追跡終了時点における状態 （alive, cvd, non-informative censoring）
E列	Bskipping	朝食欠食状況（0, 欠食なし; 1, 欠食あり）
F列	cvd	循環器疾患の発生（0, なし; 1, あり）
G列	age	年齢（歳）
H列	sex	性別（0, 男性; 1, 女性）
I列	confounder	交絡変数（0, 交絡の要因なし; 1, 交絡の要因あり）

Excelのワークシートによる作業では，age，sex，confounderの変数を扱うことはない。発展学習のRStudio Cloudによるデータ処理のために，データを用意している。また，交絡について特定の変数を具体化していないため，わかりにくければ喫煙習慣（0, なし; 1, あり）等をイメージするとよい。

＊1　yyyy/mm/ddは，数値の型のことであり，年月日のデータであることを表す。

2）前向きコホート研究：相対危険，寄与危険，寄与危険割合の算出

❶　観察人年を示す変数：pyear（J列）を作成する。追跡終了年月日から追跡開始年月日を減じ，それを365.25で除して[*13]，「年」を単位とした数値に変換しておく。セルJ2に「**=(C2-B2)/365.25**」と入力した後にコピーし，J3からJ10001までペーストする。

❷　朝食欠食への曝露グループと非曝露グループのそれぞれで，循環器疾患が発生した者の人数を合計する。セルM2に「**=COUNTIFS($E$2:$E$10001,1,$F$2:$F$10001,1)**」[*14]と入力し，セルM3に「**=COUNTIFS($E$2:$E$10001,0,$F$2:$F$10001,1)**」と入力する。

❸　朝食欠食への曝露グループと非曝露グループのそれぞれで，pyearの合計を算出する。セルN2に「**=SUMIFS($J$2:$J$10001,$E$2:$E$10001,1)**」[*15]と入力し，セルN3に「**=SUMIFS($J$2:$J$10001,$E$2:$E$10001,0)**」と入力する。

❹　朝食欠食への曝露グループと非曝露グループのそれぞれで，人年法による罹患率を求める（p.11，式1を参照）。以下，罹患率をI，朝食欠食への曝露をe，非曝露をuとし，曝露グループの罹患率をI_e，非曝露グループの罹患率をI_uとする。セルM6に「**=M2/N2**」と入力し，セルM7に「**=M3/N3**」と入力する。

❺　朝食欠食への曝露グループの罹患率を，非曝露グループの罹患率で除して相対危険を求める。セルM8に「**=M6/M7**」と入力する。

$$相対危険 = I_e \div I_u \tag{式3}$$

❻　朝食欠食への曝露グループの罹患率から，非曝露グループの罹患率を減じて寄与危険を求める。セルM9に「**=M6-M7**」と入力する。

$$寄与危険 = I_e - I_u \tag{式4}$$

❼　寄与危険を，朝食欠食への曝露グループの罹患率で除して100を乗じ，寄与危険割合を求める。セルM10に「**=(M6-M7)/M6*100**」と入力する。

$$寄与危険割合 = \frac{(I_e - I_u)}{I_e} \times 100 \tag{式5}$$

なお，寄与危険割合は以下の式のように相対危険からも算出できる。セルM11に「**=(M8-1)/M8*100**」と入力する。

$$寄与危険割合 = \frac{(RR - 1)}{RR} \times 100 \tag{式6}$$

3）前向きコホート研究：集団寄与危険割合の算出

今回は仮想データにおける朝食欠食状況の分布状況が，母集団における

---

*13　うるう年を調整するために，1年を365.25日とする場合が多い。

*14　COUNTIFS関数は，複数の範囲のセルに条件を適用して，すべての条件が満たされた回数をカウントする。構文：COUNTIFS(条件範囲1，条件1，条件範囲2，条件2，…)。

*15　SUMIFS関数は，複数の検索条件に一致する全ての引数を合計する。構文：SUMIFS(合計対象範囲，条件範囲1，条件1，条件範囲2，条件2，…)。

曝露の分布を代表すると仮定する。

❶ 朝食欠食への曝露グループと非曝露グループの割合を算出する。セル M14に「=COUNTIF($E$2:$E$10001,1)/COUNT($E$2:$E$10001)」と入力し，セルM15に「=COUNTIF($E$2:$E$10001,0)/COUNT($E$2:$E$10001)」と入力する。

❷ 朝食欠食への曝露グループと非曝露グループの罹患率に，❶をそれぞれ乗じて加え，集団全体の罹患率を算出する。セルM18に「=M14*M6+M15*M7」と入力する。

$$集団全体の罹患率 = \frac{曝露されている者の合計}{調査対象者} \times I_e + \frac{曝露されていない者の合計}{調査対象者} \times I_u \quad (式7)$$

❸ 集団全体の罹患率から非曝露群の罹患率を減じて，集団寄与危険度を算出する。セルM19に「=M18-M7」と入力する。

$$集団寄与危険度 = 集団全体の罹患率 - I_u \quad (式8)$$

❹ 集団寄与危険度を集団全体の罹患率で除して，集団寄与危険割合を算出する。セルM20に「=M19/M18*100」と入力する。

$$集団寄与危険割合 = \frac{集団寄与危険度}{集団全体の罹患率} \times 100 \quad (式9)$$

なお，集団寄与危険割合は以下の式のように相対危険からも算出できる。セルM21に「=(M14*(M8-1))/(M14*(M8-1)+1)*100」と入力する。

$$集団寄与危険割合 = \frac{\left(\dfrac{曝露されている者の合計}{調査対象者} \times (RR-1) \right)}{\left(\dfrac{曝露されている者の合計}{調査対象者} \times (RR-1)+1 \right)} \times 100 \quad (式10)$$

4）症例対照研究：事前準備

＊16　2-J（File2-7）

ワークシート（**File2-7**＊16）をダウンロードし，ファイルを開く。該当のファイルは2つのシートからなり，「データ」のシートには，循環器疾患の患者集団100名とその疾患に罹患したことのない同じ母集団に属する400名を抽出した計500名の症例対照研究の仮想データが含まれている。「データ」のシートでは一切編集を行わず，計算等の作業は「作業・加工」のシートで行う。なお，このデータに含まれる変数の説明は**図表2-4**の通りである。今回は「循環器疾患に罹患した者は，肥満の曝露オッズが高い」という仮説を設定する。

図表 2-4　File2-7 の変数一覧

列	変数名	内容
A列	id	個票データの識別番号
B列	obesity	肥満の有無（0, 肥満ではない; 1, 肥満）
C列	cvd.event	循環器疾患の罹患の有無（0, 罹患なし; 1, 罹患あり）

5）症例対照研究：オッズ比の算出

❶　疾患の有無と曝露の有無による2×2の分割表を作成する。循環器疾患のあるグループとないグループのそれぞれで，肥満の者及び肥満でない者の人数を合計する。セルG6に「=COUNTIFS($B$2:$B$501,$F6,$C$2:$C$501,G$5)」[*17]と入力してコピーした後に，セルG7，H6，H7にペーストする。

❷　循環器疾患ありグループにおける曝露オッズ（A）と，循環器疾患なしグループにおける曝露オッズ（B）をそれぞれ算出する。ここでは，ある事象が起きる確率pは肥満の者の割合であり，その事象が起きない確率（1−p）は肥満でない者の割合のことである。セルH10に「=G6/G7」と入力し，セルH11に「=H6/H7」と入力する。

$$曝露オッズ = \frac{p}{(1-p)} \qquad (式11)$$

❸　（A）を（B）で除することで曝露のオッズ比を算出する。セルH12に「=H10/H11」と入力する。

$$オッズ比 = \frac{疾患ありグループの曝露オッズ}{疾患なしグループの曝露オッズ} \qquad (式12)$$

発展学習　R言語を使用して関連の疫学指標を算出する

　File2-6，File2-7のワークシートでのデータ処理について，R言語を用いた処理方法も準備しているので，資料（File2-2，File2-3）を参考にしながら積極的にチャレンジしてもらいたい。

▶ 解説

1）相対危険と寄与危険

　相対危険は曝露群の罹患率の，非曝露群の罹患率に対する比で示される（図表2-5）。ある要因への曝露があった場合，曝露がなかった場合に比べて，何倍疾患に罹りやすいか（あるいは罹りにくいか）を表し，ある要因への曝露と疾患の発生との関連の強さを示した相対的指標である。

　一方，寄与危険は曝露群の罹患率と，非曝露群の罹患率（曝露が無くても罹患する分）との差である（図表2-5）。ある要因が集団に与える影響

[*17]　この数式においても，「$」を用いて絶対参照を行っている。$を付す箇所に注意すること。「$B$22」のように列と行の両方の前に$を付している場合もあれば，「$F6」や「G$5」のように列か行の一方の前にのみ付している場合もある。

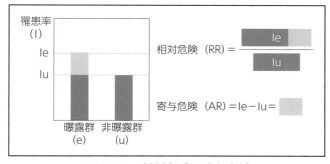

図表 2-5　相対危険と寄与危険

の大きさを示す絶対的指標で，その要因を除去（あるいは付加）した場合に，予防できる疾患発生の程度を示している。

2）寄与危険割合と集団寄与危険割合

寄与危険割合とは，寄与危険が曝露群の罹患率に占める割合（パーセント）である。ある要因へ曝露した者の罹患率から，非曝露群の罹患率を除外することで，真に曝露が影響して罹患した者の割合を示している。寄与危険割合では，母集団における曝露の割合が考慮されておらず，集団レベルの対策の検討にはあまり適した指標ではない。

集団レベルの対策検討には，曝露群と非曝露群の罹患率に加え，集団における曝露の割合の2つの要素が考慮されている集団寄与危険割合が有用である。集団寄与危険割合は，集団全体においてある要因への曝露を取り除くと，疾患等の発生をどの程度の割合で減らすことができるかを示し，ある要因への曝露がなければ防ぐことのできた疾患や死亡の発生割合を示している（図表2-6）。公衆衛生上の対策としては，罹患リスクの程度のみに限らず，曝露要因の分布状況も考慮された指標を把握することが重要となる。

3）オッズ比

オッズ比は関連の指標の1つであり，ある集団に対する他方の集団での

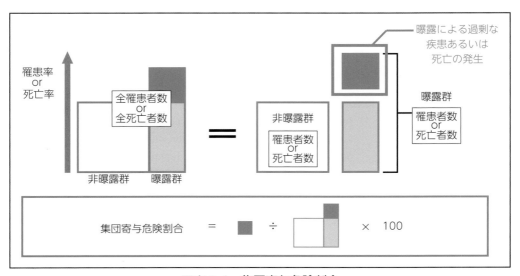

図表 2-6　集団寄与危険割合

　Inoueらの喫煙習慣とがん罹患との関連を検討した論文のケースをみてみたい（図表2-7）。ここでは曝露要因が喫煙習慣で，非喫煙グループに対する過去喫煙，現在喫煙のグループのハザード比（以降，便宜的に罹患リスクと呼ぶ）を算出して，がんの罹患リスクを検証している。過去喫煙及び現在喫煙の罹患リスクは，男性で1.37倍・1.64倍であり，女性では1.47倍・1.46倍であり，いずれの性別でも喫煙によるがんの罹患リスクは高いことがわかる。一方，喫煙習慣の分布を考慮に入れた集団寄与危険割合をみると，男性ではがん罹患の29.4%（7%＋22.4%）は，仮にたばこを吸っていなければ防げたと解釈できるが，女性では喫煙習慣を持つ者の割合が低いため集団寄与危険割合は2.8%に留まっている[18]。このデータから考えると，もちろん男女ともに喫煙ががん罹患のリスクである可能性は変わらないが，集団全体における公衆衛生上の対策としては男性での禁煙が鍵となるのがよくわかる[19]。

図表 2-7　喫煙とがん罹患との関連

	男性			女性		
	非喫煙	過去喫煙	現在喫煙	非喫煙	過去喫煙	現在喫煙
曝露の割合（%）	24.3	23.4	52.3	92.7	1.4	5.9
ハザード比		1.37	1.64		1.47	1.46
集団寄与危険割合（%）		7.0	22.4		0.6	2.2

（文献1のTable2, 3を改変）

[18] この論文のPAFは交絡の影響も考慮して算出されているため，式10による計算結果とは厳密には合致しない。交絡の存在下のPAFの算出について，詳細は文献2を参照のこと。

[19] この論文（2004年）で対象とした集団において，女性の喫煙割合が低かったので，PAFを過小評価している可能性も研究の限界として触れられている点も忘れてはならない。時代とともに，喫煙習慣も含めあらゆる曝露要因の分布は変化する可能性があることも考慮する必要がある。

特定の事象の起こりやすさを表しており，単位はない。事象の起こりやすさが2つのグループで同等であれば1.0の値をとる。症例対照研究で得られる曝露オッズの比を，疾患のオッズ比と読み替える。

4）ハザード比

　ハザード比は生存時間解析（survival analysis）における相対的なリスクの指標であり，単位はなく（理論的にはゼロから無限の値をとる）2つのグループのハザードが同等であれば1.0の値をとる。非曝露グループに対する曝露グループのある事象（疾患や健康障害）の起こりやすさを表す。

参考文献

1) Inoue M, et al.: Impact of tobacco smoking on subsequent cancer risk among middle-aged Japanese men and women: data from a large-scale population-based cohort study in Japan--the JPHC study, Prev Med, 38(5), 2004, pp.516-522.

2) Rockhill, B et al.: Use and misuse of population attributable fractions, American journal of public health, 88(1), 1998, pp.15-19.

コラム　オッズ比とリスク比

　疾患の希少性の仮定[20]が成り立つ場合，オッズ比の値がリスク比（累積罹患率の比）に近似することについて説明を加えたい。図表2-8では前向きコホート研究における任意の条件を設定し，対象集団の疾患の発症率が異なる4つの場合において，リスク比と疾患のオッズ比との関係性を示した。対象集団における疾患の発症率が0.01の場合（つまり100人のうち1人が発症），オッズ比はリスク比とよく近似しており，例えば真のリスク比（縦軸）が5.0の時，オッズ比（横軸）は5.0付近である。しかし，発症率が高くなるにつれてオッズ比はリスク比から乖離し，発症率が0.1の場合におけるオッズ比は約7.5となっている。つまり，オッズ比からのリスクの推定においては，理論的に過大評価側にシフトする可能性を覚えておく必要がある。

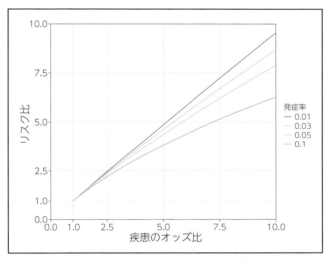

図表 2-8　オッズ比とリスク比

[20]　疾患の希少性の仮定：対象集団の疾患の発生割合が十分に小さい場合のこと。

コラム　比例ハザードモデルによるハザード比

　ワークシート（File2-6）のデータにより，比例ハザードモデルを使用してハザード比を求めた場合，朝食摂取グループを基準とした朝食欠食グループの循環器疾患の新規発生のハザード比（95%信頼区間）は1.26（1.16-1.37）となる。さらに，"age"，"sex"，"confounder"を交絡変数として追加した多変量のモデルでは，1.13（1.03-1.23）となる。この結果からは朝食摂取グループに対して，朝食欠食グループの循環器疾患の罹患リスクは13%ほど高いと解釈できる。補足資料のRファイル（File2-3）には，上記の比例ハザードモデルを実行したコードも記載しているので，積極的に学習に活用していただきたい。

Part II

データ解析の基礎

集計と解析（比較）の準備と統計検定の実際

PP モデル

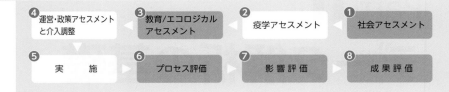

❹ 運営・政策アセスメント と介入調整　❸ 教育/エコロジカル アセスメント　❷ 疫学アセスメント　❶ 社会アセスメント

❺ 実　　施　❻ プロセス評価　❼ 影　響　評　価　❽ 成　果　評　価

■ 評価基準

	A	B	C
集計方法の選択	測定値の特性に合わせた集計と結果の表現ができる	測定値の特性に合わせた集計ができる	測定値の特性に合わせた集計方法があることが理解できる
統計検定方法の選択と実施	目的と測定値の特性により適切な統計検定方法を選択し実施できる	基本的な統計検定（単変量解析）を実施できる	目的と測定値の特性により適切な統計検定方法が異なることが理解できる

> **補足　統計検定とは**
>
> 「偶然」の影響を定量的に評価するために統計的推論（統計検定）が行われる。統計では，対象者（母集団の標本）を使い，母集団での関連を推し量る。検定の結果を解釈するとき，一般的に，P値（まぐれ当たりの確率，probability）が一定の水準未満（通常は5%）なら偶然だけでは説明できない関連性が（母集団でも）存在する可能性が高く，統計学的に意味のある差（有意差）や関連（有意な関連）と判断する（偶然である可能性は5%未満，$P<0.05$）。なお，逆に言えば，100回のうち5回は，観察された結果が偶然である可能性を許容している，ということも意味する。

＊1　3-A（File3-1）

＊2　3-B（File3-2）

　サンプルデータ（File3-1[＊1]，本演習の解説も併せて参照のこと）を用いて，BMIの度数分布図（ヒストグラム）を作成，及び基本統計量（平均値・標準偏差，中央値・四分位範囲）を「性別に」求めよう。また，それぞれBMI≥25の割合を求めよう。他の変数（腹囲，収縮期血圧，中性脂肪，血糖，野菜摂取量，果物摂取量，尿中ナトリウム（Na）排泄量）についても同様に集計しよう。得られた結果を結果表（File3-2[＊2]）に入力し，結果表を作成しよう。本演習では，無料の統計解析ソフトEZRを用いる。

▶ 手順・流れ

1）事前準備

❶　インターネットに接続でき，ExcelがインストールされたPCを用意する。

❷　File3-1，File3-2をダウンロードする

❸　EZR（Easy R）をインストールする。EZRはフリーの統計解析ソフトで，誰でも無料でダウンロードできる。自治医科大学のWebページで公開されている[＊3]。EZRのダウンロード及びインストール方法は動画3-1[＊4]を参照のこと。

＊3　3-C（リンク3-1）

2）EZRへのデータの読み込み

❶　File3-1のシート「1サンプルデータ」を開き，EZRを起動する。

＊4　3-D（動画3-1）

❷　Excelのサンプルデータ（A1:N846）をコピー　→　Rコマンダー画面のファイルを選択　→　データのインポートを選択　→　ファイルまたはクリップボード，URLからテキストデータを読み込むを選択　→　データセット名を入力（今回は「DatasetKPC」と入力）　→　データファイルの場所でクリップボードを選択　→　フィールドの区切り記号でタブを選択　→　OKを選択する。

❸　Rコマンダー画面の青色データセット名の横にある編集ボタンをクリックして，データがEZRに読み込めているか確認する。Rコマンダー画面がこの解析ソフトの基本画面である。

＊5　概ね左右対称なら正規分布，左右非対称なら非正規分布と捉える。p.26「(3)正規分布・非正規分布」を参照。

3）ヒストグラム（度数分布図）でBMIの分布を確認する[＊5]

❶　全体：Rコマンダー画面のグラフと表　→　ヒストグラム　→　左側の変数一覧でBMI　→　OK　を選択する。

左側の余白注:

＊6　EZR使用上の約束：
①変数名は正確に記載，②条件式は半角英数を使う，③
==等しい；&かつ；｜または
を表わす。

＊7　分位点：％タイル値
のことで全体の下から数えて
何パーセント目の値のこと。
0，1は最小値と最大値，
.25,.75は四分位範囲（第一，
第三四分位），.5は中央値（第
二四分位）に相当する。

＊8　EZR使用上の約束：
④ifelse（条件式，条件に合
致する場合の戻り値，合致し
ない場合の戻り値）。

❷　女性のみ：Rコマンダー画面の**グラフと表** → **ヒストグラム** → 左側の変数一覧で**BMI**を選択 → 青字で書かれた↓下側の一部のサンプルだけを解析対象にする場合の条件式の枠内に**性別==2**と入力[*6]（File3-1のシート「2ファイルレイアウト」で男女の定義を確認する） → **OK**を選択する。

4) 基本統計量

❶　全体：Rコマンダー画面の**統計解析** → **連続変数の解析** → **連続変数の要約** → **数値による要約**画面の変数から**BMI**を選択 → **平均・標準偏差・分位点にチェック**[*7] → **分位点には0, .25, .5, .75, 1**が入っていることを確認 → **OK**を選択 → Rコマンダー画面の出力の枠内に，平均・標準偏差・0%・25%・50%・100%タイル値・nとそれぞれの結果が青字で表示される。

❷　男女別：Rコマンダー画面の**統計解析** → **連続変数の解析** → **連続変数の要約** → **数値による要約**画面の変数から**BMI**を選択 → **平均・標準偏差・分位点にチェック** → **分位点には0, .25, .5, .75, 1**が入っていることを確認 → **層別して要約** → **OK** → **OK**を選択する。

❸　BMI25以上の者を定義してその割合を求める。

（1）　Rコマンダー画面の**アクティブデータセット** → **変数の操作** → **計算式を入力して新たな変数を作成する**を選択 → **現在の変数でBMIをダブルクリック**して計算式のテキストボックスに入力 → **新しい変数名に過体重**と入力 → **計算式にifelse(BMI>=25,1,0)**と入力[*8] → **OK**を選択する。

（2）　Rコマンダー画面 → **統計解析** → **名義変数の解析** → **頻度分布** → **変数から過体重を選択** → **パーセントも表示するにチェック** → **OK**を選択 → Rコマンダー画面の出力の枠内に，0・1群それぞれの人数と割合の結果が表示される。

❹　他の変数（腹囲，収縮期血圧，中性脂肪，血糖値，野菜摂取量，果物摂取量，尿中Na排泄量）についても，上記の手順で同様に集計する。なお，割合の集計に用いる各変数の定義（基準値）は，結果表（File3-2）の脚注に示してある。

5) データセットの保存とEZRの終了

❶　データセット「DatasetKPC」を保存する。

（1）　Rコマンダー画面の**ファイル** → **作業フォルダを変更する**を選択 → データセットを保存したいフォルダを指定 → **フォルダーの選択**を選択する。

（2）　Rコマンダー画面の**ファイル　→　アクティブデータセットを保存する　→　保存するフォルダを確認し保存**　を選択する。

❷　EZRを終了する。

（1）　Rコマンダー画面，グラフ等の画面を閉じる。

（2）　R Console画面で**ファイル　→　終了**　を選択する。

＊9　3-E（動画3-2）

＊.10　分析ツールを初めて使う場合，分析ツールを有効化する必要がある。有効化の手順は動画3-3を参照。
3-F（動画3-3）

補足　**Excelで基本統計量を算出する・ヒストグラムを作成する**
（動画3-2[9]）

❶　**分析ツールを使用する方法**[10]：Excelタブの**データ　→　データ分析　→　基本統計量　→　OK**　を選択　→　**入力範囲にA1: N846と入力　→　先頭行をラベルとして使用にチェック　→　統計情報にチェック　→　OK**を選択する。なお，四分位範囲はこれでは求められないので，関数を使用する。

❷　**関数を使用する方法：結果を出力したいセルを選択　→　Excelタブの数式　→　その他の関数　→　統計　→**　使用する関数を選択する。基本統計量を算出する関数の例を図表3-1に示した。

図表 3-1　基本統計量を求める関数の例

基本統計量		関数
平均値（mean）		=AVERAGE（範囲）
標準偏差（SD[1]）		=STDEV.S（範囲）
変動係数[2]		=標準偏差[3]／平均値[3]×100
平均値の95%信頼区間	下限値	=平均値[3]−CONFIDENCE（0.05[4]，標準偏差[2]，標本数）
	上限値	=平均値[3]＋CONFIDENCE（0.05[4]，標準偏差[2]，標本数）
中央値（median）		=MEDIAN（範囲）
四分位範囲（IQR[5]）	25th%tile	=PERCENTILE.EXC（範囲, 0.25）
	75th%tile	= 〃　　　　　（範囲, 0.75）
最小値（min）		=MIN（範囲）
最大値（max）		=MAX（範囲）
データ個数（n）		=COUNTA[6]（範囲）

＊1　SD：standard deviation　個々の値の平均値からの平均的な距離をあらわす（小さければ，バラツキが少ない）。平均±2×SDの範囲内に集団の95%のデータが存在することを意味する。

＊2　平均値の違うもの同士のばらつきを比較する際に，平均値に対する割合（変動係数）としてあらわすことで可能になる。

＊3　上で計算されたセルを指定。

＊4　0.05（5%）は，95%の信頼度を計算するために使用する有意水準（αエラーの確率）として設定。

＊5　IQR：inter quartile range

＊6　文字値も計上する関数であることに留意。

1）データセット

　集計や解析を行うためのデータセットは，縦1列目に個人（IDで匿名化），横の1行目に項目（変数）を配置した2次元のシートとして作成する。各変数の値についての説明書（ファイルレイアウト）を別途作成し，データを共有する人で各変数についての理解を共有する。例として，本演習で用いたサンプルデータのファイルレイアウトを図表3-2に示した。

2）変数の種類と特性

　変数（データ）の種類と特性を図表3-3に示す。入力や集計を始める前に，収集した（これから収集する）測定値等がどのようなタイプであるかを明確にすることで，集計や解析の方法を予め計画可能となる。

3）正規分布・非正規分布（図表3-4）

　ヒストグラム作成の目的は，どの階級にどの位の人数（割合）が存在するか，及びばらつきの程度を視覚的に確認するためだけではない。例えば，非正規分布（左右非対称）の場合は，平均値が集団の代表値に相応しいかを慎重に検討すべきであろう。加えて，統計検定を行う際は，その分布が正規分布か非正規分布かによって適切な検定方法が異なる。ヒストグラムの作成は集計・解析を行うための大原則なのである。

図表 3-2　本演習で用いたサンプルデータのファイルレイアウト

変数名	説明
ID	匿名化番号
年齢	歳
性別	1＝男性；2＝女性
身長	cm
体重	kg
喫煙	1＝なし；2＝過去喫煙；3＝現在喫煙
BMI	体重kg/(身長m)^2
腹囲	cm
収縮期血圧	mmHg
中性脂肪	mg/dl
血糖値	mg/dl
野菜摂取量	g/日
果物摂取量	g/日
尿中ナトリウム排泄量	mg/日
過体重*	BMI≧25＝1；BMI＜25＝2

＊「手順・流れ」4）にて，BMI≧25を1，それ以外を0とする変数：過体重を作成した。

図表 3-3　変数（データ）の種類と特性

尺度の種類		特性	例	集計例
質的変数	名義尺度	他と区別し分類するための名称のようなもの（大小比較も意味をなさない）	男女，血液型，郵便番号，人種，はい・いいえ，生存・死亡	割合
	順序尺度	順序や大小には意味あり，間隔には意味がないもの（差も比も意味をなさない）	がんのステージ分類，BMI3分類，満足度，1＝よい；2＝ふつう；3＝わるい	割合
量的変数	間隔尺度	目盛が等間隔になっており，その間隔に意味があるもの	西暦，時刻	
	比例尺度	0が原点であり，間隔と比率に意味があるもの（0は無という意味をもっている）	身長，体重，血圧，年齢，血液データ，野菜摂取量	平均値中央値

人を対象とする測定値では，量的変数のうち比例尺度を扱う事が多い。量的変数を一般的に「連続量」とも呼ぶ。連続量の変数は，一定値以上の者を例えば「高血糖者」と定義して名義尺度に変換することもできる。

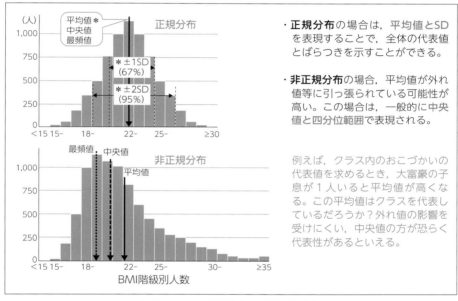

・**正規分布**の場合は，平均値とSDを表現することで，全体の代表値とばらつきを示すことができる。

・**非正規分布**の場合，平均値が外れ値等に引っ張られている可能性が高い。この場合は，一般的に中央値と四分位範囲で表現される。

例えば，クラス内のおこづかいの代表値を求めるとき，大富豪の子息が1人いると平均値が高くなる。この平均値はクラスを代表しているだろうか？外れ値の影響を受けにくい，中央値の方が恐らく代表性があるといえる。

図表 3-4　正規分布・非正規分布

　演習・実習3-1で作成したEZRのDatasetKPCを用いて次の検定を行ってみよう。

① 　割合の差の検定：男女間でのBMI≧25者割合の差を検定しよう。

② 　連続量の2群間の差の検定：BMI≧25群とBMI＜25群での血糖値・野菜摂取量・果物摂取量の差をそれぞれ検定しよう。

③ 　連続量の3群以上間の差の検定：喫煙なし・過去喫煙・現在喫煙の3群間での収縮期血圧・中性脂肪の差を60歳未満の男性を対象としてそれぞれ検定しよう。

④ 　前項で作成した男女別の表に適切な解析を行い，P値[11]を記載しよう。

▶ 手順・流れ

事前準備

❶ 　インターネットに接続でき，Excel及びEZRがインストールされたPCを用意する。EZRのインストール方法は，動画3-1（p.23）を参照のこと。

❷ 　演習・実習3-1で作成したDatasetKPCをEZRに読み込む。**Rコマンダー画面のファイル　→　既存のデータセットを読み込む　→**　前項で保存したフォルダから**DatasetKPC.rda　→　開く**　を選択する。

1）割合の差の検定（男女間でのBMI≧25割合の差）

❶ 　**Rコマンダー画面の統計解析　→　名義変数の解析　→　分割表の作成と群間の比率の比較　→　行の選択**で性別　**→　列の変数**で過体重　**→　パーセントの計算**で**行のパーセント**　を選択　**→　仮説検定**で**カイ2乗検定**にチェック　**→　OK**を選択する。Rコマンダー画面の出力の枠内に，縦に性別1・2，横に過体重0・1のクロス表とカイ2乗検定のP値が青字で表示される（パーセンテージの結果は上方にスクロールすると確認できる）。

2）連続量の2群間の差の検定

❶ t検定[12]（BMI≧25群とBMI<25群での血糖値の差）

（1）事前準備としてBMI≧25群とBMI<25群のそれぞれにおいて血糖値のヒストグラムを描いて正規分布しているか確かめる（手順については，p.23，「3）ヒストグラム（度数分布図）でBMIの分布を確認する」を参照）。

（2）2群の等分散性の検定（F検定）を行う。Rコマンダー画面の**統計解析** → **連続変数の解析** → **2群の等分散性の検定（F検定）**[13] → **目的変数で血糖** → **グループで過体重** → **OK** を選択 → Rコマンダー画面の出力枠内にP値が青字で表示される。

（3）t（Welch）検定を行う。Rコマンダー画面の**統計解析** → **連続変数の解析** → **2群間の平均値の比較（t検定）** → **目的変数で血糖** → **比較する群で過体重** → **等分散と考えますか？でいいえ（Welch検定）**（F検定でP<0.05だったため） → **OK** を選択 → Rコマンダー画面の出力枠内に過体重0・1群それぞれの平均値・標準偏差と検定結果のP値が青字で表示される[14]。この時，グラフは棒グラフで表示される。

❷ Mann-Whitney U検定[15]（BMI≧25群とBMI<25群での野菜摂取量の差）：Rコマンダー画面の**統計解析** → **ノンパラメトリック検定** → **2群間の比較(Mann-Whitney U検定)** → **目的変数で野菜摂取量** → **比較する群で過体重** → **OK** を選択 → Rコマンダー画面の出力枠内に過体重0・1群それぞれの最小・25%・中央値・75%・最大値と検定結果のP値が青字で表示される。この時，グラフは箱ひげ図で表示される（箱ひげ図については，Chapter 04「結果の可視化」参照）。

3）連続量の3群（以上）間の差の検定

❶ 一元配置の分散分析[16]（喫煙なし・過去喫煙・現在喫煙の3群間での収縮期血圧の差）

（1）事前準備として60歳未満の男性について喫煙なし・過去喫煙・現在喫煙群のそれぞれにおいて収縮期血圧のヒストグラムを描いて正規分布しているか確かめる。対象を60歳未満の男性，喫煙なしに絞ってヒストグラムを作成するには，**↓一部のサンプルだけを解析対象にする場合の条件式**の枠内に**年齢<60&性別==1&喫煙==1**と入力する（変数の定義はファイルレイアウトを参照する）。

（2）3群以上の等分散性の検定（Bartlett検定）を行う。Rコマンダー画面の**統計解析** → **連続変数の解析** → **3群以上の等分散性の検定（Bartlett検定）**[17] → **目的変数で収縮期血圧** → **グループで喫煙** を選択 → **↓一部のサンプルだけを解析対象にする場合の条**

＊12 t検定：正規分布・等分散を前提とする2群間の連続量を比較するための検定方法。

＊13 F検定のP値が0.05より小さい場合は等分散である仮説が棄却されるので等分散でないと考える。この場合は実際の2群比較検定ではWelch検定を採用することになる。0.05より大きい場合は等分散としてt検定を採用できる。

＊14 1.05e-16と指数で表示されることがある。Excelに貼り付けて表示方法を数値としてみるとよい。

＊15 Mann-Whitney U検定正規分布を前提としない2群間の連続量を比較するための検定方法。

＊16 一元配置の分散分析：正規分布・等分散を前提とする3群以上の間の連続量を比較するための検定方法。

＊17 Bartlett検定のP値が0.05より小さい場合は等分散である仮説が棄却されるので等分散でないと考える。この場合は実際の3群比較検定ではWelch検定を採用することになる。0.05より大きい場合は等分散として一元配置分散分析を採用できる。

＊18　Kruskal-Wallis検定：
正規分布を前提としない3群
以上の間の連続量を比較する
ための検定方法。

＊19　性別での中性脂肪高
値者割合の差を検討すること
に生物学的な意味があるかと
いう問題は，ここでは横に置
いておく。

＊20　3-G（File3-3）

件式の枠内に**年齢<60&性別==1**と入力　→　　**OKを選択**　→　Rコ
マンダー画面の出力枠内にP値が青字で表示される。

（3）一元配置分散分析（Welch）検定を行う。**Rコマンダー画面の統計
解析　→　連続変数の解析　→　3群以上の間の平均値の比較（一元
配置分散分析…ANOVA)　→　目的変数で収縮期血圧　→　比較す
る群で喫煙　→　等分散と考えますか？でいいえ（Welch検定）**（F
検定でP<0.05だったため）　を選択　→　**↓一部のサンプルだけを解
析対象にする場合の条件式**の枠内に**年齢<60&性別==1**と入力　→
OKを選択する。Rコマンダー画面の出力枠内に喫煙1・2・3群それぞ
れの平均値・標準偏差と検定結果のP値が青字で表示される。

❷　Kruskal-Wallis検定[18]（喫煙なし・過去喫煙・現在喫煙の3群間での
中性脂肪の差）：**Rコマンダー画面の統計解析　→　ノンパラメトリッ
ク検定　→　3群以上の間の比較(Kruskal-Wallis検定)　→　目的変数
で中性脂肪　→　グループで喫煙　を選択　→　↓一部のサンプルだけ
を解析対象にする場合の条件式**の枠内に**年齢<60&性別==1**と入力
→　**OKを選択**　→　Rコマンダー画面の出力枠内に検定結果のP値が青
字で表示される。

> **発展学習　多変量解析**
>
> 　演習・実習3-1で作成したEZRのDatasetKPCを用いて，男女で中性脂肪高
> 値の者の割合に差があるか[19]，交絡因子である過体重の有無を調整して解析
> （多変量解析）しよう。詳細な方法は**File3-3**[20]を参照のこと。

▶ 解説

1）適切な解析方法の選択（図表3-5）

　t検定や一元配置の分散分析といったパラメトリック検定では，前提条
件として比較する群のいずれでも，アウトカム変数が正規分布しているこ
とが必要である。一方でノンパラメトリック検定は，この条件を必ずしも
前提としない。

　3群以上の解析では，多重比較を考慮した検定方法となっている。統計
検定でP<0.05水準において有意差ありとすることは，5%は偶然の可能性
を許容しているので，2群間の比較を何度も繰り返すと有意差がどこかに
見いだされる可能性が高くなってしまう。このような誤りを防ぐために適
切な検定方法を選ぶことが必要である。3群以上の間の比較で有意差が見
られた時，それぞれの群間の比較検定（post-hoc検定としてEZRのメニュー
でオプションとして選択可能）を行うことができる。

図表 3-5　統計手法を選択する際の 6 つのチェックポイント

差/相関	比較データ間の対応性	変数の種類	正規性	比較する群の数	サンプル数	適切な統計手法
差	対応なし	連続変数	正規分布	2	総数30以上	スチューデントのt検定
				>2	1群15以上	一元配置の分散分析
		連続変数／順序変数	非正規分布（連続変数）	2	制限なし	マン・ホイットニーのU検定* ウィルコクスンの順位和検定*
				>2	制限なし	クラスカル・ウォリス検定*
		2値変数		2	総数20未満	フィッシャーの正確確率検定*
				≧2	総数20以上	ピアソンのカイ2乗検定
		打ち切り例のある2値変数		≧2	イベント総数10以上	ログランク検定
	対応あり	連続変数	正規分布	2	15組以上	対応のあるt検定
				>2	15組以上	反復検定による分散分析
		連続変数／順序変数	非正規分布（連続変数）	2	制限なし	ウィルコクスンの符号順位検定*
				>2	制限なし	フリードマン検定*
		2値変数		2	制限なし	マクネマー検定
相関（関連性）		連続変数	正規分布		総数20以上	ピアソンの相関係数
		連続変数／順序変数	非正規分布（連続変数）		制限なし	スピアマンの順位相関係数*
		2値変数			制限なし	ケンドールの順位相関係数* カッパの相関係数（一致性）

* ノンパラメトリック検定，それ以外はパラメトリック検定を示す．
　（文献1の表（文献2の表16-1より改変）より引用）

参考文献

1）新谷歩：医学界新聞「今日から使える医療統計学講座　Lesson1 統計テストの選び方」，医学書院，2011.
2）Byrne DW著，木原正博，木原雅子訳：国際誌にアクセプトされる医学論文研究の質を高めるPOWERの原則．MEDSI，2000.

PP モデル

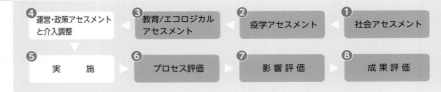

■ 評価基準

	A	B	C
結果を伝える	調査の目的や方法と結果及びその解釈の留意点が適切に伝えられる	調査の結果を正しい図表としてプレゼンテーションが作成できる	調査の結果を図表にまとめることができる

演習・実習 4-1　結果のプレゼンテーション

> BMI25以上と25未満の者の野菜摂取量を，箱ひげ図を作成して比較しよう。また，BMIと野菜摂取量の関連性を散布図として表現してみよう。

▶ 手順・流れ

1）事前準備

❶　ExcelがインストールされたPCを用意する。

❷　File3-1（Chapter 03で使用。p.23参照）をダウンロードする。

2）事前準備（箱ひげ図）：データの準備

❶　File3-1のシート「1サンプルデータ」を開く。

❷　Excelのサンプルデータ　→　セルA1　→　Excelタブのデータ　→　フィルター　→　BMIの列の1行目セル右側の下矢印ボタン　→　数値フィルター　→　指定の値より小さい　を選択　→　抽出条件（右上の入力枠）に**25**と入力　→　OKをクリック　→　25未満の条件に合致する行が抽出される　→　**野菜摂取量列をコピー**　→　**新規のシートに貼**

り付ける。

❸　上記❷の作業をBMI≧25についても繰り返す。数値フィルターで「指定の値より小さい」ではなく**以上**を選択すると25以上の行を抽出できる。抽出したデータの**野菜摂取量列をコピー** → ❷で貼り付けた列の右隣の列に貼り付ける。

＊1　4-A（動画4-1）

3）箱ひげ図の作成（動画4-1[＊1]）

❶　上記2）で準備したデータ範囲を選択 → **Excelタブの挿入をクリック** → **グラフ（すべてのグラフ）をクリック** → **箱ひげ図を選択**する。動画4-1に箱ひげ図の見方を解説しているので参照のこと。

4）散布図（2つの数値の関係を示す）の作成

❶　**対応する数値の入力された2列にまたがる範囲を選択**（1サンプルデータG列をクリック，Ctrlキーを押しながらL列をクリック） → **Excelタブの挿入を選択** → **散布図を選択**する。なお，データ範囲選択の際に左側に配置された列がx軸となる。

演習・実習 4-2　分析結果を正しく伝える

「BMIと野菜摂取量についての横断研究」（p.29，「❷Mann-Whitney U検定」統計分析の結果も参照）の解析結果を学会発表すると想定し，PowerPointを用いてスライドを作成してみよう。解説を読んでから取り組もう。スライド作成においては，以下の構成とすること。

・スライド1：タイトル，背景・目的を文章で示す
・スライド2：スライド1で示した内容のうち1つをグラフで示す（解説：グラフ種類の選択）
・スライド3：方法を文章で示す（なお，野菜摂取量は秤量食事記録による2日間の平均値，BMIは調査時の自己申告による，と仮定）
・スライド4：結果（対象者特性）を表で示す
・スライド5：メインの結果（BMIと野菜摂取量）をグラフで示す
・スライド6：考察を文章で示す

▶ 手順・流れ

1）事前準備

❶　Excel及びPowerPointがインストールされたPCを用意する。

❷　Chapter 03の演習・実習3-1及び3-2を実施し，サンプルデータを用い

て統計分析しておく。

＊2　スライドの枚数は適宜増減できる。なお，一般的なプレゼン発表では1枚1分が目安とされる。

＊3　4-B（File4-1）

2）スライドの作成[2]

❶　スライド1に，タイトルと背景・目的を文章でまとめる。

❷　スライド2に，スライド1の内容を視覚的に示す。以下にいくつか例を挙げる（必要なデータはFile4-1[3]から利用できる）。例①：BMIが関与する疾病の死亡率を示すため，我が国の死因別構成割合を円グラフで示す。例②：世界がん研究基金（WCRF）でBMIが関与すると判定されている大腸がん（結腸がん＋直腸がん）年齢調整死亡率の推移を折れ線グラフで示す。例③：野菜摂取量又はBMIの推移（国民健康栄養調査データをダウンロードして）を折れ線グラフで示す。円グラフや折れ線グラフは，**Excel上で対象のデータ範囲を選択　→　Excelタブの挿入を選**択　→　**円グラフもしくは折れ線グラフのアイコンを選択**すると作成できる。

❸　スライド3・6には，解析データの情報源やその調査方法，統計解析の方法について，テキストボックスに文章又はキーワードで簡潔にまとめる。

❹　スライド4に，BMI25未満又は以上の人数，年齢（60歳以上），性別（男性），喫煙（喫煙者）の割合を表で示す。表は，**PowerPointタブの挿入を選択　→　表を選択　→　3列×6行の範囲を指定**すると作成できる。表の最上部と左側には項目名を記入する。

❺　スライド5には，Excelで作成・編集した図をコピーして貼り付ける。貼り付ける際は，「**形式を選択して貼り付け**」を選択し，「**図**」として貼り付けることを推奨する。形式を選択しないで貼り付けた場合は，貼り付け先のPowerPointで図を編集する際に貼り付け元のExcelファイルを参照するため，元のExcelファイルがないと編集できなくなるためである。

▶ 解説

　　様々な調査を行い分析・評価した結果や，科学的な手法で栄養改善事業の効果を検証した後は，これらを可視化してステークホルダーに共有することがPDCAに基づく事業展開のために重要である。報告の聞き手や読者を意識したプレゼンを心掛けたい。学会発表の例を用いて，報告書（プレゼンテーション）に含める内容の要点と，PowerPoint（以下，PPT）作成や作図の技術について解説する。

タイトル：赤肉・加工肉摂取量と大腸がん罹患リスクとの関連
～コホート研究～

背景・目的

- 我が国の死因別死亡割合では悪性新生物がトップ
  大腸がんは男性は肺がんに次ぐ第2位、女性では第1位

- 赤肉(牛・豚・羊など)・加工肉は、世界がん研究基金評価報告によれば、大腸がんの恐らく確実・確実なリスク
  報告は欧米からの研究結果に基づいている。

- 米日系移民子孫の大腸がん罹患率、米白人より高い
  アジア人は欧米的な食生活に影響をより受ける可能性

- アジアでは欧米より摂取量が少ない
  前向きコホート研究は少なく、結果は一致していない。

→ 肉類の摂取と結腸・直腸がん罹患リスクとの関連を、日本人を対象とした大規模コホート研究において検討する。

Takachi R, et al. *Asia Pac J Clin Nutr.* 2011;20(4):603-12.

＊4　4-C（動画4-2）

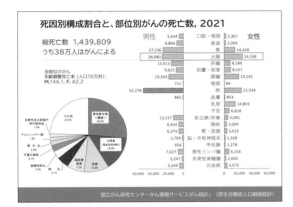

死因別構成割合と、部位別がんの死亡数, 2021

＊5　他に帯グラフもある。

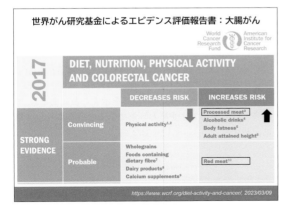

スライド1

●タイトル：曝露やアウトカム及び調査方法をできるだけ盛り込む。

●背景・目的の基本的構成：検証の動機を示す。①曝露が関与するであろう健康問題の重大性，②曝露のその健康問題への影響についてのエビデンス，③このテーマについて既知の事実・未知の事柄の指摘・仮説の提示，④だからこの仮説をこのように検証する。

◎プレゼンを通して，同じレベルのことを表現するには同じフォントと文字サイズで通す。また，同じ意味を指す専門用語は統一する。

◎作成者が任意の文字サイズや行間に設定するためには，**テキストボックスを選択**し，**PowerPointタブのホーム**からフォントサイズや行間を変更するか，PPTを新規作成したときに定型で表示されるテキストボックス（プレースホルダー）を削除して自分でテキストボックスを挿入するといった方法がある（動画4-2＊4参照）。

スライド2(1)

●スライド2(1)〜2(3)は背景で記述した文字内容を視覚的に表現した例。

●調査時期や情報源を明示すること。

◎左側は**円グラフ**（構成割合を示す＊5），右側は**横棒グラフ**（男女2つのグラフ組み合せ：男性のグラフ項目名は女性グラフの背面に隠している）。

◎横棒グラフ左側の男性は数値軸を反転させている（**グラフ内の数値軸を選択し右クリック　→　軸の書式設定**を選択　→　**軸のオプションを選択　→　軸を反転する**にチェック）。

◎横棒グラフでは棒グラフを太くしている（**グラフ内の棒を選択し右クリック　→　データ系列の書式設定**を選択　→　**系列のオプションを選択　→　要素の間隔は40%**と設定する）。

スライド2(2)

●生活習慣病予防のエビデンスの例：
　・食事摂取基準（特に目標値に関する記述）
　・疾患横断的エビデンスに基づく健康寿命延伸のための提言（第一次）ver.1.0（食品群も含まれる）＊6
　・世界がん研究基金（World Cancer Research Fund）の食事・栄養・身体活動と部位別がんとの関連についての最新のエビデンス一覧表（「WCRF CUP matrix」と検索）等

◎聞き手の注目を集めたい部分にマークするのは効果的⇔調査報告等の際は，アニメーションは極力シンプルに（悩ましいところですが）

＊6　4-D（リンク4-1）　　＊7　4-E（リンク4-2）

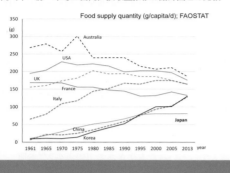

赤肉（牛・豚・羊等の畜肉）摂取量推移の諸外国との比較

＊8　1人1年あたり消費量（kg），グラフでは1人1日あたり消費量（g）に換算した。
＊9　ここではBovine Meat（牛肉），Mutton & Goat Meat（羊），Migmeat（豚）を選択して合計した。

方　法

□ **対象者**
募集集団，人数，性別・年齢別構成，除外基準，倫理審査に関する情報

□ **調査時期**（期間・曜日・調査日数）

□ **曝露（及び交絡因子）の測定方法**
調査方法，自記式 or 面接・誰が？，FFQ or 記録法，等々
精度に関する情報
例：FFQ（肉類12＋加工品4種類）；相関係数＝0.4-0.5（vs.28日間秤量法）

✓ **介入・比較群への対処や選定方法**
事業（介入）の効果を測定する評価研究の場合は介入を曝露と考える

□ **アウトカムの測定方法**

□ **統計解析方法**
解析対象人数，群分けや比較群の定義，欠損値の取り扱いについて、エネルギー（年齢）調整の有無や方法、統計検定方法；解析毎に記載，多変量解析の調整因子と変数の定義，統計ソフトと版，有意水準

表1．赤肉摂取と他の生活習慣（交絡の検討）

	Q1	Q2	Q3	Q4	Q5
摂取量中央値	15g	31g	46g	65g	102g
摂取量範囲	<24.1g	≥24.1, <38.7g	≥38.8, <54.6g	≥54.6, <78.7g	≥78.7g
平均年齢	58.1	56.8	56.2	56.0	56.0
BMI ≥25kg/m² (%¶)	25.7	26.6	27.4	29.7	33.0
現在喫煙 (%¶)	47.0	48.5	48.3	47.0	45.1
多量飲酒 (≥300g alc/w, %¶)	39.5	35.7	31.1	27.8	19.5
身体活動 (MET-h/d, mean§)	32.87	32.84	32.66	32.49	32.11
総エネルギー (kcal/d, mean§)	2,132	2,146	2,133	2,105	2,048
便潜血検査 (前年受診, %¶)	29.8	29.9	30.0	28.2	23.7
大腸X線 （前年受診, %¶)	6.9	7.5	7.2	7.3	7.2
大腸内視鏡 （前年受診, %¶)	8.6	8.4	8.5	7.9	7.0

¶年齢調整も、§年齢調整平均、赤肉摂取量は残差法によるエネルギー調整を行った値
※女性も傾向は同様
Takachi R, et al. *Asia Pac J Clin Nutr.* 2011;20(4):603-12.

スライド2(3)

●例は，FAOによる供給量で比較した（各国共通の方法なので国際比較が可能）。**ブラウザのアドレスバーに「fao.org/faostat」**[＊7]**と入力してエンターキー　→　Dataをクリック　→　Food Balancesをクリック　→　Food Balances (-2013, old methodology and population)をクリック　→　COUNTRIES（国）・ELEMENTS（ここではFood supply quantity (kg/capita/yr)**[＊8]**）・ITEMS**[＊9]**（食品項目）・YEARS（調査年）をそれぞれ選択してダウンロードする。**
◎**折れ線グラフ**：推移を表す。項目の横の関係が連続していないものは棒グラフで表す。

スライド3

●方法の基本的構成：調査を実施した際の条件を具体的に詳細に記載する（誰もが同じ調査を遂行できるように）。なお，統計解析方法についても事前に計画されていることが適切である（適切な調査規模の設定や交絡因子に関する情報収集のため）。
●調査方法の記述内容として，国民健康栄養調査報告書の「調査の概要」を参照されたい。

スライド4

●曝露とアウトカムの関連を検討する際には（横断研究でも），摂取量分類別に各特性の平均値や割合の集計表を示すことで交絡の可能性を検討（共有）する。この表のもう1つの目的は，曝露の範囲を示すことにある。
●表だけで解析方法が概ね理解できるように脚注は丁寧に記載する。

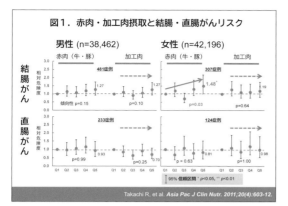

図1．赤肉・加工肉摂取と結腸・直腸がんリスク

男性 (n=38,462)　女性 (n=42,196)

Takachi R, et al. *Asia Pac J Clin Nutr. 2011;20(4):603-12.*

* 10　4-F（動画4-3）

考 察

- □ 女性において赤肉摂取と結腸がんとに有意な関連を認めた。
  加工肉は、男女とも、結腸・直腸がんのいずれとも関連を認めず
- ◆ 大規模に調査を行い、一般住民を対象としている
- ◆ 赤肉摂取量の範囲が広い（最多群は最少の7倍）
  リスク上昇を認めた先行研究より広い（←関連がなかった点への反証）
- □ ＦＦＱの妥当性は中程度　（相関係数で0.4-0.5）
  → 測定誤差→誤分類→関連の過小評価＝関連を検出できなかったのかも
- □ 加工肉は大腸がんリスク上昇と関連せず、摂取量は低レベル
  → もっと多い摂取レベルでリスク上昇の可能性は残る。つまり、両者に関連がない、というよりこの集団（曝露レベル）で関連がないだけかも
- ◆ 結論：赤肉摂取量の比較的少ない日本人においても、摂取量の多い一部の人では赤肉が結腸がんリスクを高めている

スライド5

●1枚のスライドで伝えたい事柄と情報量，提示時間のバランスの最適解を検討する。この例では，1枚で男・女，結腸・直腸がんの結果の対比をさせている。グラフを数頁に分割すると1枚あたりの提示時間が短くなることや結果の対比は難しくなることがデメリットになる。

◎このグラフは，折れ線グラフの線を消すことによって作成できる（**グラフ内の折れ線を選択・右クリック**し，**データ系列の書式設定　→　系列のオプション　→　線　→　線なし**　を選択する）。

◎エラーバーを付す場合，何を示しているか必ず示すこと（**グラフ範囲を選択　→　Excelタブのグラフのデザインを選択　→　グラフ要素を追加を選択　→　誤差範囲を選択　→　誤差範囲の種類が表示される**ので，95%信頼区間の場合は，**その他の誤差範囲　→　誤差範囲のオプション　→　誤差範囲のユーザー設定　→　値の指定**　を選択　→　正の誤差の値に95%信頼区間上限値と当該代表値との差が入ったセルを指定　→　負の誤差の値に当該代表値と95%信頼区間下限値との差が入ったセルを指定　→　OKを選択する[*10]）。

スライド6

●考察の基本的な構成：①結果の概要，②結果について：先行する同種の研究との測定方法や曝露レベル等の比較によって，この研究結果の位置づけ（長所）や結果を支持する生物学的メカニズム等，③調査方法を踏まえた結果の解釈における留意点（制約）：バイアス・交絡の可能性・測定誤差の影響等。この際，結果（曝露とアウトカムとの関連の大きさ）に対して，過大・過小評価のいずれの方向に影響したかを考察・指摘することが重要！④結論：検証の動機がどのように満たされたか（目的を受ける）。

Part **III**

既存資料を活用した疫学・社会診断

□社会・環境と健康：3-A-a

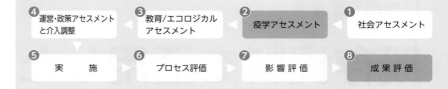

PP モデル

④ 運営・政策アセスメント
と介入調整　③ 教育/エコロジカル
アセスメント　② 疫学アセスメント　① 社会アセスメント

⑤ 実　施　⑥ プロセス評価　⑦ 影　響　評　価　⑧ 成　果　評　価

■ 評価基準

	A	B	C
保健統計の理解	保健統計の目的や，実施方法，集計方法を説明できる	保健統計の実施方法や集計方法を部分的に説明できる	保健統計の目的について説明できる
年齢調整死亡の理解	年齢調整死亡率の仕組みを理解した上で，実際に計算できる	年齢調整死亡率の仕組みを説明できる	年齢調整死亡率の仕組みを部分的に説明できる

演習・実習 5-1　保健統計情報の収集

*1　5-A（File5-1）

　政府統計ポータルサイト「e-Stat」のWebページにアクセスし，令和2年（2020）の東京都と愛媛県の，①国勢調査に基づく年齢（5歳階級）・男女別人口（見本：File5-1[*1]），②年齢（5歳階級）・男女別の総死亡数（見本：File5-2[*2]），③年齢（5歳階級）・男女別の脳血管疾患死亡数（見本：File5-3[*3]），を取得しよう。

▶ 手順・流れ

*2　5-B（File5-2）

1）事前準備

❶　インターネットに接続でき，ExcelがインストールされたPCを用意する。

❷　File5-1〜5-3をダウンロードする。

*3　5-C（File5-3）

2）①国勢調査に基づく年齢（5歳階級）・男女別人口の入手方法の一例

❶　e-Stat（https://www.e-stat.go.jp）[*4]にアクセスする。Webブラウザを開き，「e-Stat」と入力して検索する。検索結果からe-StatのWebペー

＊4　5-D（リンク5-1）

❷　トップページにある「**分野**」　→　**人口・世帯**　→　政府統計コード00200521の「**国勢調査**」を選択して国勢調査のページに移動する。もしくは，トップページのキーワード検索において「国勢調査」を検索し，検索結果の一覧の中から「国勢調査」を選択する。

❸　画面左側の「**ファイル**」を選択し，ファイル一覧を表示する。

❹　「**令和2年国勢調査**」を選択する。

❺　「**人口等基本集計・・・**」を選択する。

❻　表番号2-3の「**男女，年齢（5歳階級及び3区分），国籍総数か日本人別人口，平均年齢，年齢中位数及び人口構成比［年齢別］－全国，都道府県，21大都市，特別区，人口50万以上の市**」の「**Excel**」のボタンを選択すると47都道府県の男女・年齢（5歳階級）別の人口数が入手できる。なおFile5-1は東京都と愛媛県のみに整理したファイルである。

補足　**国勢調査実施年以外の人口を閲覧する場合**

　国勢調査の他に，総務省が毎年「住民基本台帳に基づく人口」を公表している（e-Statにおける「住民基本台帳に基づく人口，人口動態及び世帯数調査」）。国勢調査による人口は現在住んでいる居住地において把握されているのに対して，住民基本台帳に基づく人口は住民基本台帳登録を行っている地において把握される。従って，住民登録を残したまま他の地にて居住している者（例：大学生等）が多い地域では国勢調査と住民基本台帳に基づく人口の差が大きい。また，国勢調査では産業や職業についても調査されているのに対して，住民基本台帳では住所地の他，性，年齢等限定的にしか情報を用いることができない等，これらの相違点に注意する必要がある。

3）②年齢（5歳階級）・男女別の総死亡数の入手方法の一例

❶　e-Statにアクセスし，トップページにある「**分野**」　→　**人口・世帯**

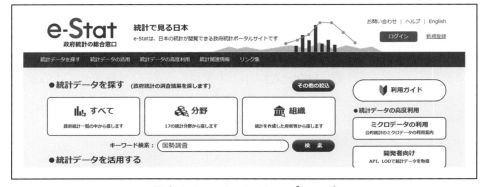

図表 5-1　e-Stat のトップページ

→ 政府統計コード00450011の「**人口動態調査**」 を選択して人口動態調査のページに移動する。もしくは，トップページのキーワード検索において「人口動態調査」を検索し，検索結果の一覧の中から「人口動態調査」を選択する。

❷ 画面左側の「**ファイル**」を選択し，ファイル一覧を表示する。

❸ 「**人口動態調査**」を選択する。

❹ 「**確定数**」内の「**死亡**」の「**年次**」 → 調査年一覧中の「**2020年**」を選択する。

❺ 中巻，表番号3の「**死亡数，都道府県（特別区－指定都市再掲）・年齢（5歳階級）・性別**」の「**CSV**」のボタンを選択すると，47都道府県の男女・年齢（5歳階級）別の総死亡数が入手できる。なお**File5-2**は東京都と愛媛県のみに整理したファイルである。

4) ③年齢（5歳階級）・男女別の脳血管疾患死亡数の入手方法の一例

❶ e-Statにアクセスし，トップページにある「**分野**」 → 人口・世帯 → 政府統計コード00450011の「**人口動態調査**」 を選択して人口動態調査のページに移動する。もしくは，トップページのキーワード検索において「人口動態調査」を検索し，検索結果の一覧の中から「人口動態調査」を選択する。

❷ 画面左側の「**ファイル**」を選択し，ファイル一覧を表示する。

❸ 「**人口動態調査**」を選択する。

❹ 「**確定数**」内の「**保管統計表（報告書非掲載表）**」の「**死因**」の「**年次**」 → 調査年一覧中から「**2020年**」 を選択する。

❺ 表番号4の「**死亡数，都道府県（特別区－指定都市再掲）・死因（悪性新生物・心疾患・脳血管疾患）・年齢（5歳階級）・性・死亡の場所別**」 → 「**DB**」のボタン を選択する。

❻ 「**表示項目選択**」のボタンを選択し，「**施設**」の項目を「**総数**」のみ，「**性別**」の項目を「**男**」・「**女**」のみ，「**死因簡単分類**」を「**09300_脳血管疾患**」のみ，「**都道府県**」を「**全国**」・「**東京都**」・「**愛媛県**」のみ，「**時間軸（年次）**」を「**2020年**」のみ選び，「**確定**」を選択すると，全国，東京都，愛媛県の男女，年齢（5歳階級）別の脳血管疾患死亡数が表示される。

❼ 「**ダウンロード**」を選択し，ファイル形式で「**XLSX形式**」を選択した上で「**ダウンロード**」を選択すると，ファイルがダウンロードできる。

▶ 解説

1) 政府統計ポータルサイト「e-Stat」

e-Statは，総務省統計局が整備し，独立行政法人統計センターが運用管理している政府統計のポータルサイトであり，人口や死亡数以外にも，各府省等が実施している統計調査結果を閲覧並びにExcelファイル形式等で取得できる。

演習・実習 5-2 **異なる集団を比較するための疫学指標の算出 (粗死亡率, 年齢調整死亡率)**

演習・実習5-1から得られた，①人口並びに総死亡数から，東京都と愛媛県の男性の粗死亡率と直接法による年齢調整死亡率を算出しよう。さらに，②人口と脳血管疾患死亡数から，全国，東京都，愛媛県の女性の脳血管疾患の粗死亡率と間接法により全国を基準集団とした年齢調整死亡率を算出しよう。

▶ 手順・流れ

1) 事前準備

❶ インターネットに接続でき，ExcelがインストールされたPCを用意する。

❷ File5-4[*5]，File5-5[*6]をダウンロードする。

2) ①東京都と愛媛県の男性の粗死亡率と直接法による年齢調整死亡率の算出

❶ File5-4を開き，「平成27年モデル人口」のシートに示されている年齢階級別人口を「直接法」のシート内の「平成27年モデル人口」の列に貼り付ける。その際，「直接法」のシートでは年齢階級が「0〜4歳」になっていることに注意する。

❷ File5-1から，東京都並びに愛媛県の男性の年齢階級別人口を，「直接法」のシート内のそれぞれの「人口」の列に貼り付ける。その際，「直接法」のシートでは年齢階級が「95歳以上」になっていることに注意する。

❸ File5-2から，東京都並びに愛媛県の男性の年齢階級別死亡者数を，「直

*5 5-E (File5-4)

*6 5-F (File5-5)

接法」のシート内のそれぞれの「死亡者数」の列に貼り付ける。その際，「直接法」のシートでは年齢階級が「95歳以上」になっていることに注意する。

❹　図表5-2の★1の枠の計算式のように，東京都並びに愛媛県の男性の年齢階級別死亡率を計算する。

❺　図表5-2の★2の枠の計算式のように，上記❹で計算した年齢階級別死亡率に平成27年モデル人口の各年齢階級別人口数を乗じる。

❻　図表5-2の★3の枠の計算式のように，東京都並びに愛媛県の男性の総人口，総死亡者数，❹での計算値の総数を求める。

❼　図表5-2の★4の枠の計算式のように，東京都並びに愛媛県の男性の粗死亡率，年齢調整死亡率を求める。

3) ②全国，東京都，愛媛県の女性の脳血管疾患の粗死亡率と間接法による全国を基準集団とした年齢調整死亡率の算出

❶　File5-1を開き，全国，東京都，愛媛県の女性の年齢階級別人口を，File5-5のそれぞれの人口の列に貼り付ける。

❷　File5-3を開き，全国，東京都，愛媛県の女性の年齢階級別脳血管疾患死亡者数を，File5-5のそれぞれの脳血管疾患死亡者数の列に貼り付ける。

❸　図表5-3の★1の枠の計算式のように，全国の女性の年齢階級別死亡率を計算し，次いで東京都並びに愛媛県の女性の脳血管疾患の年齢階級別期待死亡数を計算する。

❹　図表5-3の★2の枠の計算式のように，全国，東京都，愛媛県の女性の総人口，総死亡者数，総期待死亡数を求める。

❺　図表5-3の★3の枠の計算式のように，全国，東京都，愛媛県の女性の粗死亡率，全国を基準とした東京都，愛媛県の標準化死亡比（SMR）と年齢調整死亡率を求める。

▶ 解説

1) 年齢調整死亡率

　年齢層によって疾病頻度や死亡率が異なるため，異なる集団を比較（地域間比較や年次比較）する場合は，年齢構成の違いを考慮する年齢調整死亡率を計算することが望ましい。一般的に，人口が少ない年齢階級の死亡率は偶然的な変動が大きく，直接法では人口が少ない年齢階級の死亡率の影響を大きく受けることがある。間接法では対象集団の年齢階級別人口を使わず，基準集団の死亡率を対象集団の人口に反映させ計算する標準化死亡比（standardized mortality rate, SMR）を用いるため，対象集団の年齢階級別人口が少なくても，偶然の変動が小さい。そのため，対象集団の

図表 5-2 年齢調整死亡率（直接法）の計算例

	A	B	C	D	E	F	G	H	I	J	K	L	M	N	O
	年齢階級	平成27年モデル人口	東京都男性の人口	東京都男性の死亡者数	東京都男性の年齢階級別死亡率 ★1	年齢階級別死亡率×モデル人口 ★2		愛媛県男性の人口	愛媛男性の死亡者数	愛媛県男性の年齢階級別死亡率 ★1	年齢階級別死亡率×モデル人口 ★2			粗死亡率（1000人対）★4	年齢調整死亡率（1000人対）（直接法）
1															
2															
3	0～4歳	5026000	263435	99	=D3/C3	=E3*B3		13970	1	=I3/H3	=J3*B3		東京都男性	=D23/C23*1000	=F23/B23*1000
4	5～9歳	5369000	268177	13	=D4/C4	=E4*B4		15560	3	=I4/H4	=J4*B4		愛媛県男性	=I23/H23*1000	=K23/B23*1000
5	10～14歳	5711000	259290	26	=D5/C5	=E5*B5		16072	1	=I5/H5	=J5*B5				
6	15～19歳	6053000	270956	64	=D6/C6	=E6*B6		16793	4	=I6/H6	=J6*B6				
7	20～24歳	6396000	391752	156	=D7/C7	=E7*B7		15637	12	=I7/H7	=J7*B7				
8	25～29歳	6738000	452064	157	=D8/C8	=E8*B8		16242	14	=I8/H8	=J8*B8				
9	30～34歳	7081000	458060	194	=D9/C9	=E9*B9		17705	19	=I9/H9	=J9*B9				
10	35～39歳	7423000	492600	301	=D10/C10	=E10*B10		19801	25	=I10/H10	=J10*B10				
11	40～44歳	7766000	520229	552	=D11/C11	=E11*B11		22748	69	=I11/H11	=J11*B11				
12	45～49歳	8108000	573453	953	=D12/C12	=E12*B12		26645	92	=I12/H12	=J12*B12				
13	50～54歳	8451000	522540	1483	=D13/C13	=E13*B13		21748	141	=I13/H13	=J13*B13				
14	55～59歳	8793000	441714	2022	=D14/C14	=E14*B14		20563	202	=I14/H14	=J14*B14				
15	60～64歳	9135000	343181	2748	=D15/C15	=E15*B15		19805	359	=I15/H15	=J15*B15				
16	65～69歳	9246000	327602	4449	=D16/C16	=E16*B16		21279	636	=I16/H16	=J16*B16				
17	70～74歳	7892000	362256	7714	=D17/C17	=E17*B17		22895	1034	=I17/H17	=J17*B17				
18	75～79歳	6306000	268800	9494	=D18/C18	=E18*B18		15857	1169	=I18/H18	=J18*B18				
19	80～84歳	4720000	189989	11298	=D19/C19	=E19*B19		10942	1442	=I19/H19	=J19*B19				
20	85～89歳	3134000	115243	11623	=D20/C20	=E20*B20		6951	1775	=I20/H20	=J20*B20				
21	90～94歳	1548000	41378	7448	=D21/C21	=E21*B21		2869	1323	=I21/H21	=J21*B21				
22	95歳以上	423000	=7762+816	=356+2362	=D22/C22	=E22*B22		=553+51	=404+61	=I22/H22	=J22*B22				
23	総数	125319000	=SUM(C3:C22)	=SUM(D3:D22)		=SUM(F3:F22)		=SUM(H3:H22)	=SUM(I3:I22)		=SUM(K3:K22)				

★3 （C列・D列の下に表示）
★3 （H列・I列の下に表示）

図表 5-3　年齢調整死亡率（間接法）の計算例

	A	B	C	D	E	F	G	H	I	J	K	L	M	N	O	P	Q
1	年齢階級	全国女性の人口	全国女性の脳血管疾患死亡者数	年齢階級別死亡率		東京都女性の人口	東京都女性の脳血管疾患死亡者数	東京都女性の期待死亡数		愛媛県女性の人口	愛媛県女性の脳血管疾患死亡者数	愛媛県女性の期待死亡数			粗死亡率（10万人対）	標準化死亡比（SMR）	年齢調整死亡率（10万人対）（間接法）
2				★1				★1				★1				★3	
3	0~4歳	1619922	3	=C3/B3		251959	1	=F3*D3		13231	0	=J3*D3		全国女性	=C23/B23*100000	100	-
4	5~9歳	1764069	2	=C4/B4		256501	0	=F4*D4		14714	0	=J4*D4		東京都女性	=G23/F23*100000	=G23/H23*100	=O3*P4/100
5	10~14歳	1823290	8	=C5/B5		246456	1	=F5*D5		15447	0	=J5*D5		愛媛県女性	=K23/J23*100000	=K23/L23*100	=O3*P5/100
6	15~19歳	1947983	5	=C6/B6		263542	0	=F6*D6		15746	0	=J6*D6					
7	20~24歳	2251261	7	=C7/B7		397879	0	=F7*D7		15945	0	=J7*D7					
8	25~29歳	2300478	20	=C8/B8		453273	0	=F8*D8		16480	0	=J8*D8					
9	30~34歳	2407080	29	=C9/B9		451685	0	=F9*D9		18326	0	=J9*D9					
10	35~39歳	2668332	79	=C10/B10		475568	5	=F10*D10		20925	2	=J10*D10					
11	40~44歳	3003593	197	=C11/B11		504826	20	=F11*D11		23627	1	=J11*D11					
12	45~49歳	3524880	439	=C12/B12		566561	47	=F12*D12		27802	2	=J12*D12					
13	50~54歳	3113025	594	=C13/B13		504116	62	=F13*D13		23868	9	=J13*D13					
14	55~59歳	2718245	615	=C14/B14		418089	53	=F14*D14		23086	10	=J14*D14					
15	60~64歳	2400412	821	=C15/B15		335268	82	=F15*D15		22420	13	=J15*D15					
16	65~69歳	2627970	1370	=C16/B16		336193	113	=F16*D16		24574	19	=J16*D16					
17	70~74歳	3105471	2637	=C17/B17		404315	236	=F17*D17		27794	44	=J17*D17					
18	75~79歳	2539739	4394	=C18/B18		346450	439	=F18*D18		21385	51	=J18*D18					
19	80~84歳	1972441	7615	=C19/B19		283651	686	=F19*D19		17209	90	=J19*D19					
20	85~89歳	1407556	12315	=C20/B20		209680	1037	=F20*D20		13842	166	=J20*D20					
21	90~94歳	702722	12948	=C21/B21		104955	988	=F21*D21		7873	193	=J21*D21					
22	95歳以上	=203392+34596	=6964+1524	=C22/B22		=30190+5393	=98+456	=F22*D22		=2397+419	=25+99	=J22*D22					
23	総数	=SUM(B3:B22)	=SUM(C3:C22)			=SUM(F3:F22)	=SUM(G3:G22)	=SUM(H3:H22)		=SUM(J3:J22)	=SUM(K3:K22)	=SUM(L3:L22)					

★2（C23, B23 のまとめ）　★2（G23, H23 のまとめ）　★2（K23, L23 のまとめ）

人口が少ない場合や，件数の少ない疾患別死亡を比較する場合には間接法を用いることが多い。また，年齢調整死亡率の算出方法を応用することで，年齢を考慮した有病率や喫煙を考慮した死亡率等の算出もできる。

2）モデル人口

　直接法による年齢調整死亡率を計算する際，厚生労働省では平成2年（1990）から昭和60年モデル人口（昭和60年の国勢調査人口を基に補正した人口）を基準集団人口として使用してきた。しかしながら，次第にモデル人口と現実の人口構成が異なってきたことから，令和2年（2020年）より平成27年モデル人口に変更した。古い資料を参考にする場合は，現在とモデル人口が異なる可能性があることに注意する必要がある。

3）95％信頼区間と比較

　例えば，都道府県レベルでは，都道府県内の各自治体における標準化死亡比や標準化死亡比の計算方法を使って疾患等の標準化該当比を計算し，自治体間の比較を行うことがある。その際，標準化死亡比や標準化該当比の95％信頼区間を求めることで基準集団（例：都道府県の死亡率や有病率）と比べて統計学的に有意に異なるかどうかを判断する指標である。

人口構造，死亡率・罹患率とその要因の実態把握

PP モデル

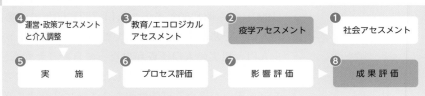

④ 運営・政策アセスメント と介入調整　◀　③ 教育/エコロジカル アセスメント　◀　② 疫学アセスメント　◀　① 社会アセスメント

⑤ 実施　▶　⑥ プロセス評価　▶　⑦ 影響評価　▶　⑧ 成果評価

■ 評価基準

	A	B	C
情報収集	必要な政府統計の資料を自身で検索し収集することができる	必要な政府統計の資料を指示に沿って収集することができる	政府統計の資料を参照することができる
統計情報（数値）の解釈	複数の地域特性（年齢等）を加味して実態を解釈することできる	地域特性を１つずつ加味して実態を解釈することできる（例：年齢構成を考慮した場合の結果について解釈できる）	様々な地域特性を加味することの重要性を理解できる
要因分析のための統計解析	地域相関分析を自ら計画し，特定の食環境の要因を分析・解釈できる	例示された地域相関分析を自ら実施することができる	地域相関分析が食環境の要因を分析・検討する一手段であることを理解し，その大まかな手順を説明できる

演習・実習 6-1　地域の基本情報をリスト化

* 1　6-A（File6-1）

　インターネットで検索した地域の基本情報をワークシート（File6-1 *[1]）にまとめてみよう。ある市町村の職員になったつもりで，成人を対象とした保健事業の計画（例：健康増進計画）を念頭に，情報収集と表データの整理を行う。市町村，その市町村が属する都道府県（例えば横須賀市を選択した場合は神奈川県），全国の統計値を，ワークシート脚注の統計資料を閲覧して記載する。

▶ 手順・流れ

1) 事前準備

❶　インターネットに接続でき，Word，ExcelがインストールされたPCを用意する。

❷　File6-1をダウンロードする。File6-1の脚注に，該当する統計情報が掲載されているので併せて確認しておく。

2) 情報収集（動画6-1[*2]）

＊2　6-B（動画6-1）

＊3　6-C（リンク6-1）

❶　任意の市町村を1つ選択する。選択基準は，自分の出身地，大学の所在地，臨地実習の候補地等，なんでも構わない。

❷　政府統計ポータルサイト「e-Stat」（https://www.e-stat.go.jp/）[*3]で，統計データを検索する。Webブラウザを開き，「e-Stat」と入力して検索する。検索結果からe-StatのWebページを開く。

❸　トップページにある「**分野**」→　**人口・世帯**　→　政府統計コード00200521の「**国勢調査**」を選択して国勢調査のページに移動する。もしくは，トップページのキーワード検索において「国勢調査」を入力して検索し，検索結果の一覧の中から「国勢調査」を選択する。この際，「詳細」ではなく国勢調査の文字を選択すると統計データを表示できる（2023年8月現在）。

＊4　国勢調査「都道府県・市区町村別の主な結果」（アクセス日：2023年3月9日）6-D（リンク6-2）

❹　任意のデータを参照する。2023年3月現在では，「**都道府県・市区町村別の主な結果**」[*4]を選択することで，基本的な人口情報を閲覧できる。

❺　同じ要領で各情報を検索する。検索できた結果をもとに，いつ時点の情報を掲載するか検討した上で，ワークシートに入力していく。ただし，要介護認定者の割合（%）だけは要介護認定者数と第1号被保険者数から自分で計算をする。

▶ 解説

・今回の演習では，政府統計ポータルサイト「e-Stat」を使った検索を経験することを主眼とした（e-Statについては，Chapter 05も参照のこと）。ワークシートの脚注に該当する統計情報が記載されていたが，実際にはどのような統計資料を閲覧すべきか自分で把握する必要がある。

・演習では必ずe-Statを使って一次資料を検索するようにしてほしい。市町村や第三者がインターネット上に公表している加工済の二次資料を探すことでワークシートの内容を参照できることもあるが，演習が終わるまで閲覧しないようにしよう。それらの資料を自分で作成できるようになるのが本演習の主旨だからである。

・実際に市町村が作成するワークシートの内容は，演習のワークシートよりも内容が広範で詳細であるものも多い。例えば，肥満者の割合や各種

栄養素摂取量といった栄養・食事に関する情報も掲載することで，それらと健康状態とを常に関連づけて検討できるようになる。これらについてはChapter 09「データの収集と解析（量的調査）」で取り扱うので，そちらを参照いただきたい。

演習・実習6-2	人口ピラミッドの作成

> 演習・実習6-1で選択した市町村の年齢5歳階級別人口を，いわゆる人口ピラミッドのグラフにまとめよう。

▶ 手順・流れ

1) 事前準備
❶ インターネットに接続でき，ExcelがインストールされたPCを用意する。
❷ File6-2[5]をダウンロードする。

2) 情報収集（動画6-2[6]）
❶ e-Statで，統計データを検索する。人口の情報は国勢調査のデータも参照できるが，ここでは「住民基本台帳に基づく人口，人口動態及び世帯数調査」[7]の情報を採用することとし，トップページのキーワード検索において「住民基本台帳に基づく人口，人口動態及び世帯数調査」を入力して検索する。
❷ 対象としたい年次を選択し，一覧の中から「市区町村別年齢階級別人口」を選択する。例では2022年を選択し，Excelファイルをダウンロードした。
❸ ダウンロードしたExcelファイルを開き，任意の市町村の男女の年齢階級別人口を確認する。ここでは例として，神奈川県横須賀市のデータを参照している（図表6-1）。
❹ Excelで人口ピラミッドのグラフを作成する。作成方法は様々なものがあるが，ここでは人口ピラミッドグラフのテンプレート（File6-2）を使用してグラフを作成する。まず灰色の網掛けになっている部分に年齢階級ごとの人口を入力（❸のExcelファイルからコピー＆ペースト）する（図表6-2）。
❺ 表示された人口ピラミッドのグラフを整える（File6-2のテンプレートでは，例とした神奈川県横須賀市の人口規模がデフォルトになっている）（図表6-3）。
❻ 作成した人口ピラミッドのグラフから，年齢階級の特徴を把握する。

＊5　6-E（File6-2）

＊6　6-F（動画6-2）

＊7　住民基本台帳に基づく人口，人口動態及び世帯数調査（住民基本台帳に基づく人口，人口動態及び世帯数調査）（アクセス日：2023年3月31日）

＊8　住民基本台帳に基づく人口，人口動態及び世帯数（総務省）（アクセス日：2023年3月31日）

6-G（リンク6-3）

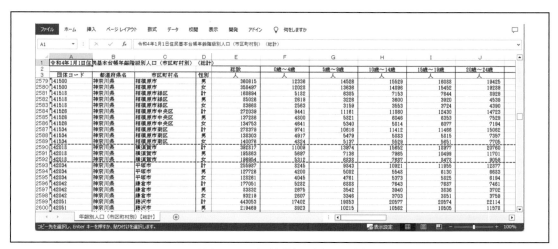

図表 6-1　年齢階級別人口の例

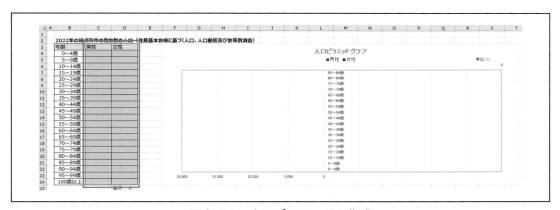

図表 6-2　人口ピラミッドの作成

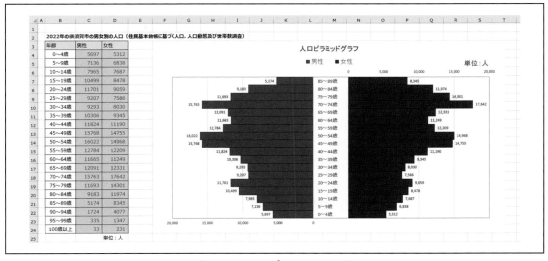

図表 6-3　人口ピラミッドの整形

例えば，「どの年齢階級に人口が多いのか」，「既存資料にある全国の数値[*8]とどの点が異なるか」を把握することが挙げられる。

▶ 解説

- 人口の動態という観点では，5年後に同じ人数のまま推移するかは分からないが，「仮に，この特徴が5年後も続くとしたら…」という仮定の上で人口構成の変化も考慮してみることが望ましい。
- この演習では，様々な保健統計データを自分で調べてみることを狙い，国勢調査ではなく住民基本台帳に基づく人口を採用した。特に人口ピラミッドを作成する上では住民基本台帳に基づく人口の方が良いということではない。
- この演習の主旨は，あくまで人口構成を年齢階級別に把握することが目的である。図示によって把握や情報発信が分かりやすくなることを狙ったが，見た目の良いグラフを作ることが主目的ではない。

演習・実習 6-3　人口の推移のグラフ作成（年齢3区分）

> 年齢で3区分（年少人口：0〜14歳，生産年齢人口：15〜64歳，老年人口：65歳以上）した人口の推移のグラフを作成しよう。

▶ 手順・流れ

1）事前準備
❶　インターネットに接続でき，ExcelがインストールされたPCを用意する。

2）情報収集（動画6-3[*9]）

*9　6-H（動画6-3）

*10　6-I（リンク6-4）

❶　国立社会保障・人口問題研究所のWebページ（https://www.ipss.go.jp/）[*10]にアクセスする。Webブラウザを開き，「国立社会保障・人口問題研究所」と入力して検索する。検索結果から国立社会保障・人口問題研究所のWebページを開く。

❷　トップページにある「**将来推計人口・世帯数**」のボタンを選択する（図表6-4）。次に「**日本の地域別将来推計人口（都道府県・市区町村）**」を選択し，該当する情報を選択する。2023年3月末時点では「**全都道府県・市区町村別の男女・年齢（5歳）階級別の推計結果(一覧表)**」として2045年までの推計結果が掲載されたExcelファイルを参照可能である（図表6-5）。

❸　対象とする市町村の情報を選択する。例えば，フィルター機能[*11]等

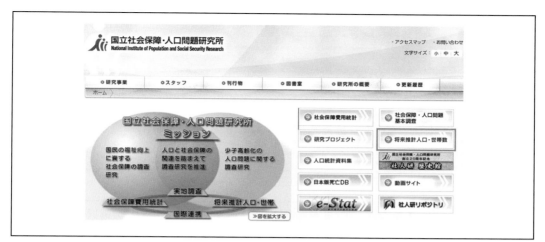

図表 6-4　国立社会保障・人口問題研究所の Web サイトで「将来推計人口・世帯数」を表示

将来の地域別男女5歳階級別人口（各年10月1日時点の推計人口：2015年は国勢調査による実績値）　市などの別：a＝都道府県，0＝政令市の区（東京23区を含む），1＝政令市，2＝その他の市，3＝町村

	コード	市などの別	都道府県	市区町村	年	総数	0～4歳	5～9歳	10～14歳	15～19歳	20～24歳	25～29歳	30～34歳	35～39歳	40～44歳	45～49歳	50～54歳	55～59歳	60～64歳	65～69歳	70～74歳	75～79歳	80～84歳	85～89歳	90歳以上
5	1000	a	北海道		2015年	5381733	186275	202560	220346	239838	236121	249312	289224	338976	393142	352506	347538	345517	414969	450788	343387	294661	239796	150590	86187
6	1000	a	北海道		2020年	5216615	171236	187241	203081	217852	222995	223678	248222	288686	337802	390122	349286	342532	338306	400511	426446	314227	252758	181633	120001
7	1000	a	北海道		2025年	5016554	150977	172531	188169	200850	203474	212136	222814	248074	288446	336147	386985	345164	337085	327582	379682	393267	272905	195526	154740
8	1000	a	北海道		2030年	4791592	139491	152274	173542	186685	188223	194202	210601	222207	247845	287475	333924	382723	340833	327441	311732	350988	345706	214687	181013
9	1000	a	北海道		2035年	4546357	129292	140762	153328	172366	175730	180263	193034	209350	221682	247085	285844	330586	378290	332069	312629	289769	309238	276849	208191
10	1000	a	北海道		2040年	4280427	118765	130509	141812	152458	162569	168783	179534	191941	208341	220888	245785	283261	327221	368964	318038	292020	257533	247999	264006
11	1000	a	北海道		2045年	4004973	108788	119873	131516	141100	143992	156220	168379	178862	191105	207304	219693	243737	280873	319777	353854	298411	261684	209233	270572
12	1100	1	北海道	札幌市	2015年	1952356	70754	73595	77166	89467	101607	107494	121577	136829	156040	138815	130204	122061	140227	150658	109167	86853	70422	44460	24960
13	1100	1	北海道	札幌市	2020年	1974801	67504	72735	76504	83883	99640	97964	107482	122774	138405	157682	139446	130145	121608	137026	144919	103045	78438	58302	37299
14	1100	1	北海道	札幌市	2025年	1976367	62000	69353	75489	82483	93346	96402	98016	108461	124110	139992	158298	139566	130106	119011	131963	137223	93521	65736	51291
15	1100	1	北海道	札幌市	2030年	1959483	59630	63599	71903	80943	90756	90532	95965	98587	109479	125400	140421	158344	139806	127480	114849	125039	125204	78816	62730
16	1100	1	北海道	札幌市	2035年	1924460	57162	61068	65874	76895	88162	88074	90163	96052	99326	110532	125713	140348	158569	137205	123157	109190	114008	106357	76605
17	1100	1	北海道	札幌市	2040年	1870991	54184	58446	63181	70243	83431	85545	87869	90219	96424	100297	110797	125625	140545	155666	132777	117354	100154	96514	101720
18	1100	1	北海道	札幌市	2045年	1805120	51119	55321	60409	67156	75828	80969	85351	88029	90546	97173	100609	110740	125875	138127	150762	126876	108185	85576	106469
19	1101	0	北海道	札幌市 中央区	2015年	237627	8216	7778	8005	9963	13738	16766	18117	18835	20633	18864	16891	14372	14412	15290	10788	8761	7926	5185	3087
20	1101	0	北海道	札幌市 中央区	2020年	250176	8204	8270	8380	9692	14337	15586	16766	18388	19423	21700	19232	17092	14268	14152	14717	10303	8205	6643	4818
21	1101	0	北海道	札幌市 中央区	2025年	259039	7841	8176	8763	9852	13646	16209	15752	16821	18544	20157	22037	19428	16903	13882	13598	14009	9726	7052	6643
22	1101	0	北海道	札幌市 中央区	2030年	264549	7781	7745	8605	10051	13374	15413	16131	15826	16831	18971	20262	22197	19225	16378	13256	12911	13179	8433	7980
23	1101	0	北海道	札幌市 中央区	2035年	266687	7626	7646	8110	9771	13184	14990	15291	16081	15826	17135	18921	20259	21933	18635	15585	12515	12080	11434	9665
24	1101	0	北海道	札幌市 中央区	2040年	265576	7357	7481	7977	9122	12629	14611	14832	15220	16009	16099	17052	18825	19942	21256	17739	14669	11627	10398	12731
25	1101	0	北海道	札幌市 中央区	2045年	261704	7028	7213	7791	8898	11611	13957	14402	14754	15143	16235	16031	16946	18490	19304	20246	16716	13585	9956	13398

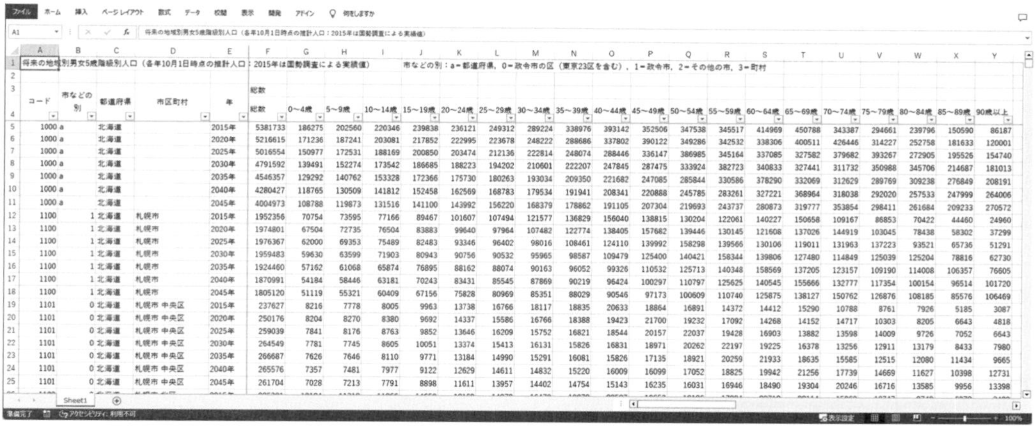

図表 6-5　全都道府県・市区町村別の男女・年齢（5 歳）階級別の推計結果（一覧表）

＊11　対象となるデータ範囲を選択し，Excelタブの「データ」→「フィルター」の順にクリックするとフィルターが適用される。列ヘッダーをクリックし，抽出条件を指定することで，対象となる行だけが表示されるようになる。

で検索・選択をすると，効率的に選択できる。ここでは例として，神奈川県横須賀市のデータを参照する（図表6-6）。

❹　画面を右にスクロールすると，演習課題の年齢階級に合致した数値が掲載されている（図表6-7の点線の部分）。

❺　積み上げ棒グラフを作成する。**年齢階級による数値が記載されているデータ範囲を選択**し，**Excelタブ**の**挿入**　→　**グラフ**の中から**棒グラフのアイコン**　→　**積み上げ縦棒**　を選択する（図表6-8）。

❻　作成した人口ピラミッドのグラフから，年齢階級別の推移の特徴を把握する（図表6-9）。例えば，「全体と年齢階級別の推移の傾向」，「どの年齢階級に変化が大きいのか・小さいのか」を把握することが挙げられる。例として示している神奈川県横須賀市の場合は，全体として人口は

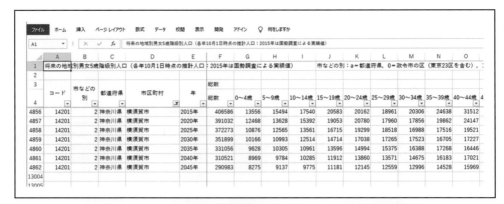

図表 6-6　フィルター機能を用いた対象とする市町村の選択

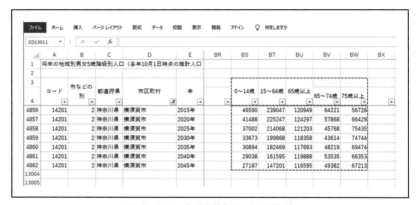

図表 6-7　年齢階級による数値

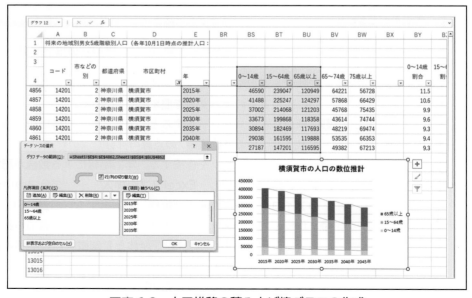

図表 6-8　人口推移の積み上げ棒グラフの作成

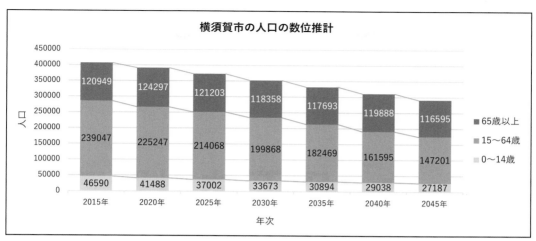

図表6-9　グラフから年齢階級別の推移の特徴を把握

減少する傾向にあるが，高齢人口の減少の程度は他の年齢階級よりも小さいことがわかる。

▶ 解説

- ・この演習では，複数の時点のデータで，推移を検討することを目的とした（将来推計値も含めて）。国勢調査等の人口のデータをもとに推計をして複数の年次の数値が掲載された加工統計の資料を活用したが，人口以外であれば自分で複数年次の保健統計データを収集し作成することで有用な検討ができないかを思案するセンスも必要である。
- ・この演習の目的は，人口構成を年齢階級別に把握することであり，見た目の良いグラフを作ることではない。今回は図示によって特徴把握や情報発信が分かりやすくなることを狙ったが，例えば今回くらいの情報量であれば表で示しても不適切ではないだろう。

演習・実習6-4 グループディスカッション

演習・実習6-1～6-3で得られた情報をもとに，グループディスカッションを行おう。

▶ 手順・流れ

1）事前準備

❶　演習・実習6-1～6-3を実施すること。

2）グループディスカッション

❶　得られた情報を元に，下記のような観点で議論する。

・対象とした市町村における健康問題は何か？（絶対評価）
・対象とした市町村は，全国や都道府県の平均よりも深刻な健康問題があったか？（相対評価）
・対象とした市町村の中で，相対的に深刻な健康問題は何か？（相対評価）
・将来の人口構造の変化から，健康問題は深刻化しうるのか？また，どのように深刻化しうると想定されるのか？

▶ 解説

＊12　6-J（リンク6-5）

＊13　6-K（リンク6-6）

＊14　6-L（リンク6-7）

＊15　6-M（リンク6-8）

・この演習では，健康問題のみを取り扱ったが，栄養・食事の何の要因を把握することが重要かを想像しながら考察すると，次の演習が充実したものになるだろう。
・死亡状況等，他の指標についても推移を検討することが望ましい。
・年齢は，様々な健康状態に強く関連する要因であるので，「もし，他の地域と同じ年齢階級別の人口構成だったとしたら」という仮定の年齢調整を行った統計値を参照することは重要である。しかし，だからといって年齢調整をした数値だけが公衆衛生上重要ということはない。例えば，より高齢な年齢の人口が特に多い地域で要介護認定の割合が高かった場合，たとえ年齢調整をした要介護認定の頻度（標準化該当比）が低かったとしても，要介護高齢者の絶対数が多いことには変わりなく，「要介護高齢者に対するサービスの需要は少ない」とは考えられないからである。
・最後に，市町村の健康増進計画を閲覧して，こうした情報が実際に基礎情報として採用されていることを確認し，演習・実習6-1～6-4の振り返りを行うことが望ましい。なお，例として用いた神奈川県の市町村の資料を次に示す：横須賀市＊12，藤沢市＊13，横浜市＊14，大和市：大和市国民健康保険データヘルス計画＊15。

| 演習・実習 6-5 | 地域の健康問題に影響する食環境要因の検討 |

＊16　人口動態統計特殊報告 第5（アクセス日：2023年3月31日）
　　　6-N（リンク6-9）

　図表6-10は，人口動態統計における2013～2017年の都道府県別の脳血管疾患死亡（標準化死亡比：年齢調整）の統計値＊16である。この脳血管疾患死亡の都道府県間での違いは，食環境の違いによるものかを検討したい。ここでは飲食サービスに着目して，図表6-11に挙げたもののうち，特に影響しそうなもの1つを検討・選択してみよう。

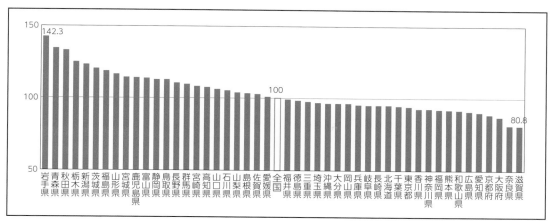

図表 6-10　標準化死亡比 脳血管疾患死亡 男性（2013 〜 2017 年）
（文献1より作成）

図表 6-11　飲食サービスの候補

・日本料理店	・酒場，ビヤホール
・中華料理店	・バー，キャバレー，ナイトクラブ
・ラーメン店	・喫茶店
・焼肉店	・ハンバーガー店
・そば，うどん店	・お好み焼，焼きそば，たこ焼店
・すし店	・持ち帰り，配達飲食サービス業

▶ **手順・流れ**

1）検討
❶ 図表6-11に挙げたもののうち特に影響しそうなもの1つを選択する。
選択にあたっては，これまで学んできた知見に基づいて選択するように
努める。

▶ **解説**

　　この演習では，男性の脳血管疾患死亡のみと設定したが，時間があれば
複数の死因別死亡から男女それぞれで検討する方が望ましい。

演習・実習 6-6　**地域相関分析：食環境と健康問題との関連の検討**

　　「演習・実習6-5で選択した飲食サービスの人口あたりの事業所数（店
舗数）が多い地域ほど脳血管疾患死亡の標準化死亡比が高い（又は低
い）」という仮説を，地域相関分析によって検討しよう。人口あたり
飲食サービスの事業所数と脳血管疾患死亡の標準化死亡比との相関を
確認するため，散布図を作成し，相関係数を算出しよう。

▶ 手順・流れ

1）事前準備

❶　インターネットに接続でき，ExcelがインストールされたPCを用意する。

❷　Excelの「分析ツール」を使用可能にする。**Excelタブ**の**ファイル** → **オプション** → **アドイン** を選択する。「**管理**」ボックスの一覧の「**Excelアドイン**」を選択し，「**設定**」を選択する。「**分析ツール**」のチェックボックスをオンにし，「**OK**」を選択する。

2）インターネットでの情報収集

ここでは「ラーメン店が多い地域ほど脳血管疾患死亡の標準化死亡比が高い」という仮説を検証する。イメージとして，分析には図表6-12のようなデータセットが必要となる。

図表 6-12　データセットの例

（表）

	A	B	C	D	E
1	都道府県	H28_ラーメン店	H28_人口	H28_人口1万人あたりのラーメン店数	H25_29脳血管疾患SMR_男性
2	北海道	1,019	5,352,000	1.9	95.0
3	青森県	308	1,293,000	2.4	134.5
4	岩手県	245	1,268,000	1.9	142.3
5	宮城県	429	2,330,000	1.8	114.3
6	秋田県	275	1,010,000	2.7	133.1
7	山形県	401	1,113,000	3.6	116.6
8	福島県	487	1,901,000	2.6	118.7
9	茨城県	498	2,905,000	1.7	120.3
10	栃木県	541	1,966,000	2.8	125.0
11	群馬県	425	1,967,000	2.2	109.5
12	埼玉県	980	7,289,000	1.3	96.9
13	千葉県	863	6,236,000	1.4	94.5
14	東京都	1,976	13,624,000	1.5	94.2

❶　e-Statにアクセスし，キーワード検索において「**ラーメン店**」と入力して検索する（図表6-13）。

❷　画面左側の「**データベース**」を選択し（図表6-14左側），データベース一覧を表示する。

❸　検索結果を1つずつ閲覧してみて確認する。今回は，「**平成28年経済センサス-活動調査**」の「**DB**」（データベースの意）のボタンを選択する（図表6-14右側）。

❹　「平成28年経済センサス - 活動調査」が表示されたら，「**表示項目選択**」のボタンを選択する（図表6-15）。「**項番**」の「**3/5　H28_産業分類**」の右にある「**項目を選択**」を選択する。

❺　「**全解除**」を選択した上で，「**ラーメン店**」だけに☑がつくように設定して「**確定**」を選択する（図表6-16）。次の「**表示項目選択**」も「**確定**」を選択すると，「統計表・グラフ表示」が全国と都道府県のラーメン店の結果だけが表示されるはずである。正しく表示された場合は，「**ダウンロード**」を選択し，ファイル形式で「**XLSX形式**」（Excelファイル形式のこと）を選択した上で「**ダウンロード**」を選択すると，ファイルがダウンロードできる（図表6-17）。

❻　次に「平成28年経済センサス-活動調査」に合わせて，平成28年の人口の情報を収集する。人口に関する政府統計は，総務省が所管しているので，例えば総務省の「人口推計」のWebページ[17]を確認することが一案である（もしくは，なるべく「国勢調査」のデータを採用したいという考え方で「平成27年国勢調査」を採用することも一案である）。「人

＊17　総務省：人口推計の結果の概要（アクセス日：2023年3月31日に参照）
6-○（リンク6-10）

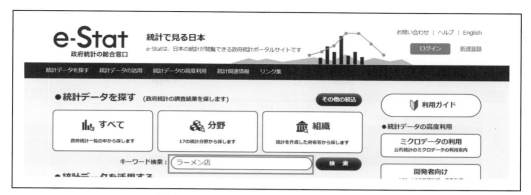

図表 6-13　e-Stat でラーメン店を検索

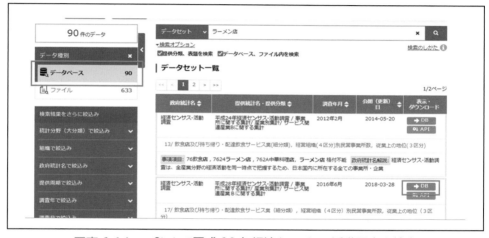

図表 6-14　e-Stat で平成 28 年経済センサス–活動調査を検索

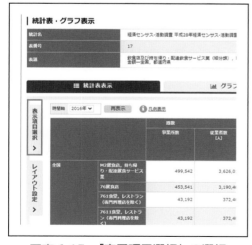

図表 6-15　「表示項目選択」の選択

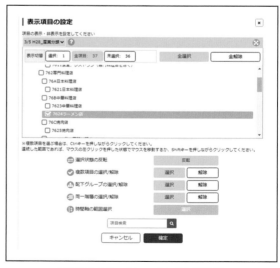

図表 6-16　ラーメン店の選択

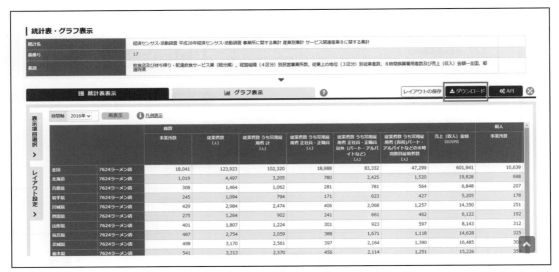

図表 6-17　結果のダウンロード

口推計（平成28年10月1日現在）」の場合，「第2表」を採用するとして，「総人口（男女計）」の単位が千人となっていることに注意したい。

❼　Excelに各都道府県の「H28_ラーメン店」と「H28_人口」を入力したものを作成する。次に人口あたりのラーメン店数を計算する。例として，人口1万人あたりで計算する場合の数式を図表6-18に示している。

❽　脳血管疾患死亡の標準化死亡比（SMR）[*16]を❼のExcelファイルに入力する。これで，図表6-12（p.58参照）で紹介したような分析用のデータセットが完成する。

3) 散布図の作成

引き続き「ラーメン店」を例として手順を記載する。

❶　相関を計算したい組み合わせの部分（今回の場合「H28_人口1万人あたりのラーメン店数」と「H25_29脳血管疾患SMR_男性」）を選択した上で，**Excelタブの挿入** → グラフの中から**散布図のアイコン**　を選択する（図表6-19）。

❷　これで散布図が作成される。作成された散布図を確認し，外れ値等の結果の解釈に影響するデータの存在の有無を確認した上で，相関関係を視覚的に確認する。今回の結果では，右肩上がりの正の相関（つまり正比例のような関係）にあることがわかる。

MID ▾ × ✓ fx =B2/C2*10000

	A	B	C	D	E
1	都道府県	H28_ラーメン店	H28_人口	H28_人口1万人あたりのラーメン店数	H25_29脳血管疾患SMR_男性
2	北海道	1,019	5,352,000	=B2/C2*10000	
3	青森県	308	1,293,000		
4	岩手県	245	1,268,000		
5	宮城県	429	2,330,000		
6	秋田県	275	1,010,000		

図表6-18　人口1万人あたりで計算する場合の数式

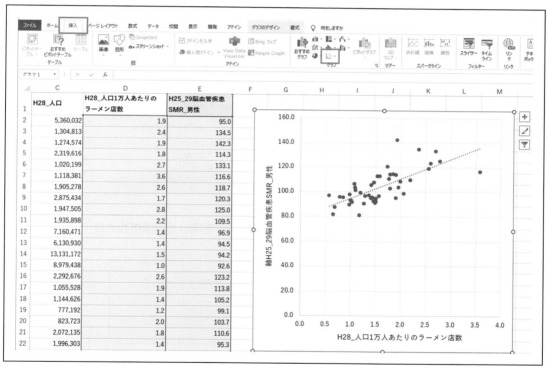

図表6-19　散布図の作成

4) 相関係数の算出

「ラーメン店」を例として手順を記載する。

❶ Excelタブのデータ → データ分析 を選択して「分析ツール」を表示させる。分析ツールの相関 → OK 選択する（図表6-20）。

❷ 次に「入力範囲」を指定する。47都道府県分の「人口1万人あたりのラーメン店数」と「脳血管疾患死亡」の項目を範囲と指定し，「OK」を選

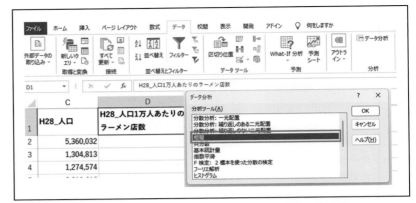

図表 6-20　分析ツールを用いた相関係数の算出①

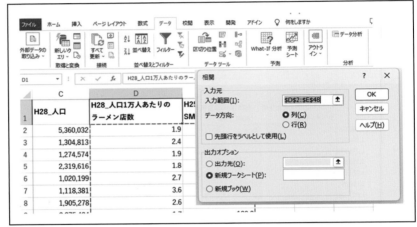

図表 6-21　分析ツールを用いた相関係数の算出②

	A	B	C
1		列 1	列 2
2	列 1	1	
3	列 2	0.719661	1

図表 6-22　Pearson の相関係数

択する（図表6-21）。

❸　図表6-22に示したようにPearsonの相関係数に相当する計算結果が表示される。相関係数が0.72（0.719661439）と比較的高い値となっていることがわかる。つまり，「ラーメン店が多い地域ほど脳血管疾患死亡の標準化死亡比が高い」という仮説は支持されたという解釈になる[18]。

▶ 解説

- ・飲食店数に限らず，数多くの統計データがインターネット上で閲覧できる現代においては，既存の統計資料だけでも様々な要因について分析可能である。

- ・一方で，市町村を単位とした場合，都道府県を単位とする統計データに比べて参照できる情報が限られるため，既存の政府統計データだけでは市町村の課題を検討できないものも多い。

- ・今回のような地域相関分析の結果は，要因を検討するための公衆栄養対策の資料の1つになるとはいえ，これだけで公衆栄養対策を決定づけられるものではない（因果関係があるとは結論づけられない）。例とした「ラーメン店が多い地域ほど脳血管疾患死亡の標準化死亡比が高い」という研究成果は，原著論文として既に掲載されている[2]。論文中では，このような結果であってもあえて批判的に「ラーメン店を減らすべきとは解釈できない可能性（研究の限界）」について，考察の後半に示唆に富む記述があるので是非読んでみてほしい。

- ・この演習では，どこでも実施できるように汎用性を考慮しExcelの「分析ツール」を使用したが，各機関が採用している統計解析ソフトウェア（SPSS，EZR等）を使用する方が，むしろ望ましい。

- ・本Chapterの演習内容を，より専門的に学び実践するためのツール・資料集・研修を国立保健医療科学院等が提供している[*19]。行政管理栄養士となった暁には「地方自治体における生活習慣病関連の健康課題把握のための参考データ・ツール集（国立保健医療科学院）」も参照し，自分が取り組む事業にあったものを是非探してほしい。

＊19　6-P（リンク6-11）

参考文献

1) 厚生労働省：人口動態統計特殊報告（平成25〜29年　人口動態保健所・市区町村別統計），第5表「標準化死亡比（ベイズ推定値），主要死因・性・都道府県・保健所・市区町村別」，https://www.mhlw.go.jp/toukei/list/list58-60.html（アクセス日：2023年8月10日）。

2) Matsuzono K et al.: Ramen restaurant prevalence is associated with stroke mortality in Japan: an ecological study, Nutr J, 18(1), 2019.

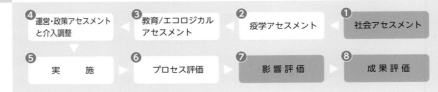

事前学習 □社会・環境と健康：4-A，4-B

PPモデル

④運営・政策アセスメントと介入調整 ◀ ③教育/エコロジカルアセスメント ◀ ②疫学アセスメント ◀ ①社会アセスメント

⑤実　施 ▶ ⑥プロセス評価 ▶ ⑦影響評価 ▶ ⑧成果評価

■ 評価基準

レセプトを用いた評価	A	B	C
	レセプトを用いて傷病情報と診療行為との関連を評価できる	レセプトを用いて傷病情報と診療行為との関連を部分的に評価できる	レセプトを用いて傷病情報と診療行為を把握できることを理解している

演習・実習 7-1 　**レセプトデータを用いた診療行為と傷病情報との関連の評価**

* 1　7-A（File7-1）

　架空のレセプトデータのサンプル（File7-1）[*1]を用いて，外来通院中の患者における栄養指導の頻度を算出しよう。さらに，糖尿病の病名の有無による栄養指導の頻度を比較しよう。

補足　レセプトとは

　レセプトの正式名称は「診療（調剤）報酬明細書」で，患者が医療機関で受けた保険診療に対して，医療機関等が患者負担額以外の負担分（保険者負担分，公費負担者分，高額療養費（現物高額）等）を保険者等（市町村や健康保険組合等）に請求する明細書のことである。レセプト情報を用いると，診療に関する様々な事項を集計できる。

　本演習・実習では，架空のレセプトデータを用いて診療行為と傷病情報との関連を評価する。レセプトデータは通常患者のレコードが縦に並んでいて，1人1行ではなく，1人複数行で格納されている。

　今回評価する対象は，外来栄養食事指導料である。外来栄養食事指導料とは，医師の指示に基づき管理栄養士が患者ごとに作成した食事計画案等に基づき指導を行った場合に算定することができる診療行為である。

▶ 手順・流れ

1）事前準備

❶ ExcelがインストールされたPCを用意する。

❷ File7-1をダウンロードする。

2）外来通院中の患者における栄養指導頻度の算出

❶ 最初に，File7-1のシート「診療行為ファイル」を開き，患者IDごとに「外来栄養食事指導料」又は「外来栄養食事指導料（2回目以降）」が算定された数をカウントする。診療行為ファイルには，医科の入院外（外来）のレセプトの情報が入力されており，患者ID，レセプトID，診療年月，レセプト電算コード，標準化診療行為名が記載されている。シート「**診療行為ファイル**」の**セルA1** → **Excelタブの挿入** → **ピボットグラフの下矢印** → **ピボットグラフとピボットテーブル** → **OK** を選択する。

❷ ピボットグラフのフィールドにおいて，**患者IDを「軸（分類項目）」**，**標準化診療行為名を「軸（分類項目）」**と**「値」**にドラッグする（図表7-1）。

❸ ピボットグラフに結果が表示されるが，外来栄養食事指導料に限定するために，**ピボットグラフにおいて，「標準化診療行為名」をクリック**してフィルター画面を表示する。検索ボックスに**「外来栄養食事指導料」**と入力し**「OK」**を選択する（図表7-2）。

❹ ピボットグラフやピボットテーブルに外来栄養食事指導料を算定された患者IDが3，4，7，9と表示される（図表7-3）。

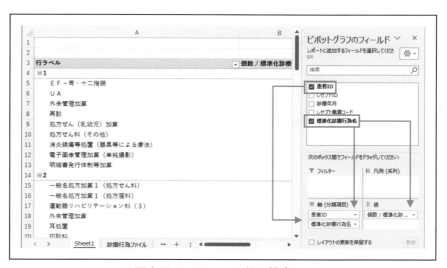

図表 7-1　フィールドの設定

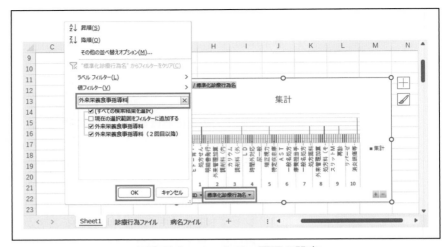

図表 7-2　フィルター画面の設定

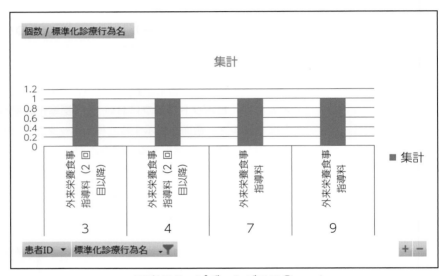

図表 7-3　ピボットグラフ①

3）糖尿病の病名の有無による栄養指導頻度の比較

❶　同じ手順で，File7-1のシート「病名ファイル」を開いて，患者IDごとに糖尿病の病名が登録された回数をカウントする。傷病ファイルには，医科の入院外（外来）のレセプトの情報が入力されており，患者ID，レセプトID，診療年月，レセプト電算コード，病名，疑いフラグが記載されている。シート「**病名ファイル**」の**セルA1** → **Excelタブ**の**挿入** → **ピボットグラフの下矢印** → **ピボットグラフとピボットテーブル** → **OK** を選択する。

❷　ピボットグラフのフィールドにおいて，**患者ID**を「**軸（分類項目）**」，**病名**を「**軸（分類項目）**」と「**値**」にドラッグする。

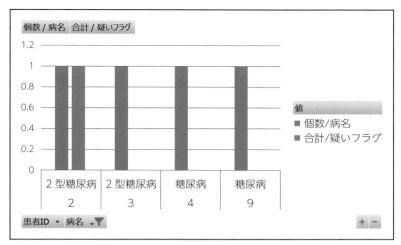

図表 7-4　ピボットグラフ②

❸　ピボットグラフに結果が表示されるが，病名を糖尿病に限定するために，**ピボットグラフ**において，**「病名」をクリック**してフィルター画面を表示する。検索ボックスに「**糖尿病**」と入力し「**OK**」を選択する。2型糖尿病又は糖尿病の病名が登録された患者IDが2，3，4，9と表示される。

❹　さらに，**ピボットグラフのフィールド**において，**疑いフラグ**を「**値**」にドラッグする。すると，患者ID＝2が疑いフラグがついていたことがわかる。糖尿病が疑われたものの糖尿病の診断にならなかった症例には疑いフラグがつくが，このような場合は病名の集計から外す必要がある（図表7-4）。

▶ **解説**

　　これらの結果から，外来通院中の患者における栄養指導の頻度は4/10＝40％と計算される。

　　さらに，糖尿病の病名の有無による栄養指導の頻度を比較すると，糖尿病のある人（ID＝3，4，9）では，3名全員が栄養指導を受けていて，3/3＝100％と計算される。一方，糖尿病のない人（ID＝1，2，5，6，7，8，10）では，1名が栄養指導を受けていて，1/7＝14％と計算される。

　　以上より，全体では，40％の人が栄養指導を受けていて，糖尿病のない人に比べて，糖尿病のある人では，栄養指導を受けている頻度が高いことがわかった。

　　このように，レセプト情報を用いることで，傷病ごとの診療行為の算定状況がわかり，傷病情報と診療行為との関連を評価できる。その他，特定の診療行為を受けた人における将来の傷病の状況やその後の医療費を推計することもできる。

Part IV
地域の健康・栄養データ の収集と解析

データの収集と解析
（質的調査）

PP モデル

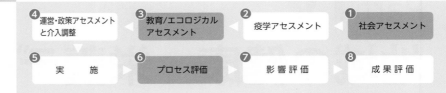

❹ 運営・政策アセスメント
と介入調整　❸ 教育/エコロジカル
アセスメント　❷ 疫学アセスメント　❶ 社会アセスメント

❺ 実　　施　❻ プロセス評価　❼ 影響評価　❽ 成果評価

■ 評価基準

	A	B	C
質的調査の実施	参加者の考えを上手く引き出し，目的に沿ったインタビューができる	インタビューガイドを作成し，質的データの収集できる	質的データと量的データの違いがわかる
質的調査の結果解析	調査の目的をふまえ，明確なメッセージのある報告書が作成できる	解析担当者で協働して重要カテゴリーを抽出するための分析できる	逐語記録，分析記録が作成できる

演習・実習 8-1　質的調査の準備とデータ収集

　身近な題材でテーマを決めて，インタビューガイドを作成しよう。役割を決めて，実際にフォーカス・グループ・インタビューを行ってみよう。

補足　質的調査とは

　国勢調査，国民健康・栄養調査等で得られる数値データは「量的データ」と呼ばれる。代表値や統計的な分析結果を示すことができるため，全体性や客観性が重視される調査に用いる。これに対し，個人の意識や態度，行動，感情等，個別性や特殊性があり，インタビュー調査結果や文書資料等，テキストや文章が中心となっているデータを「質的データ」という。質的調査（定性的調査）では，言葉に現れた表面上の意味だけではなく，表情やうなずき等，言外の意味も想起し，隠された思考も含めて因果関係を分析する。また結果を示すときは，インタビュー対象者の言葉をただ羅列するのではなく，テーマとして設定した題材の問いに対する論拠となるよう，文脈を考えながら慎重に聞き取り結果をまとめていく必要がある。

フォーカス・グループ・インタビュー（Focus Group Interview, FGI）は，ある共通した属性をもつ生活者で小規模のグループ（フォーカスグループ）を作り，グループ単位でインタビューを実施する手法であり，質的調査の代表的な手法である。インタビューを実施する前にワークシート（File8-1）を使用してインタビューガイドを作成し，実施者間で目的や実施方法を共有したうえでインタビューを実施する。

＊1　8-A（File8-1）

＊2　8-B（File8-2）

＊3　例えば，食事療法の経験がある，家庭の調理担当者である，高齢者や乳幼児と同居している等の条件は，食関連の知識や行動に大きく影響する。条件の設定が広すぎる（同質性のないグループ設定をしてしまった）場合，インタビュー対象者の間でグループダイナミクスが生まれず，議論が盛り上がらない事象が起こりやすい。

1）事前準備

❶　WordがインストールされたPCを用意する。

❷　File8-1[*1]，File8-2[*2]をダウンロードする。

2）インタビューガイドを作成する

❶　テーマ・目的・対象者の設定：食行動や栄養状態に関連する地域の問題点を挙げ，何を目的とし，どのような事柄を知りたいのかを明確にする。また，どのような人の意見を深掘するとよいのか，対象者の共通条件を考え，調査対象者の特性（年代，性別，現病歴の有無等）や条件[*3]も明確にする。

参考　テーマの例

・減量教室参加者の食行動変容に関する要因の把握
・加工食品の栄養表示が購買行動に及ぼす影響
・成功体験と失敗体験から考える食行動変容に必要なソーシャルサポート
・インターネット広告やテレビCMが食意識や食行動に及ぼす影響

---

❷　インタビュー内容の設定

（1）フォーカスエリアの設定：調査目的を達成するために何がわかるとよいかを考え，焦点を当てたい領域（フォーカスエリア）を3つ程度明らかにする。グループ・インタビューの場合，実施時間は通常1時間半から2時間程度である。各領域で具体的な質問を決めるときは，どのような意見が出るかあらかじめイメージし，インタビュー全体の流れの中での位置づけを考える。インタビュー構造には大きく分けて次の3種類がある。

・構造化インタビュー：質問の言葉遣い，言い回し，順序が事前に決定されており，一問一答に近い調査形式。柔軟性が低い。
・半構造化インタビュー：構造化された質問と緩やかに構造化された質問の混合形式。把握したかった内容を部分的に深掘したり，対象者が言いたかった内容を聴取したり，柔軟な対応ができる。

・非構造化インタビュー：オープンエンドな質問を中心に探索的に行う形式。自由度が高く，柔軟性があるが，回答を整理・分析しにくい。

本書では，半構造化インタビュー形式を用いた手法を紹介する。

（2）半構造化インタビューの準備：各フォーカスエリアで，具体的な質問を設定する。なお，グループでのインタビューなので，プライバシーに踏み込む質問は避けたほうがよい。最初の質問は，考えなくても答えやすいフォーカスエリアとする。例えば，図表8-1の例では，教室への参加動機を一巡して述べてもらうことで，まずは初心を思い起こしてもらい，次のテーマの話し合いにスムーズに入りやすい設問を設けている。

3）インタビューを実施する

❶ 役割分担：グループ・インタビューを実施する際は，少なくともインタビュアー（司会者），筆記記録者，観察担当者が各1名ずつ携わる。インタビュー対象者は，通常6〜12名程度である。

❷ 実施場所：できるだけ静かな個室で，録音映像記録設備を用意する。グループインタビューを実施する部屋の配置例を図表8-2に示した。

❸ 記録方法：ワークシート（File8-2）を使用する。

筆記担当者は，言葉として発せられたもの全てを記録する[*4]。発言者名と言語的な表現を整理する。ただし，インタビュアーの言語的表現は逐語録である必要はなく，要点でよい。記録は全てインタビュー最中にすることが望ましいが，困難な場合は録音記録から起こす。

観察担当者は，全ての対象者の非言語的な表現（うなずき，おどろき，首をふる等）を逐次記録する[*5]。

❹ 進行方法：インタビューガイドに沿って，録音の承諾や目的の説明等を行い，具体的で答えやすい質問で開始する。インタビュアーは，グループダイナミクスが起こりやすいように道案内としての役割を果たす。インタビュアーの役割を図表8-3に示した。

[*4] 「えっと。あのー」「あはは」等，すぐには回答しづらかった間合いや笑い等も，分析の際の貴重な情報源となる。

[*5] 発言者自身の態度からは，自分の意見への自信の程度等がわかり，他の対象者の態度からは，同意，拒否，興味，無関心，さらに自分の意見を言いたい等を推し量ることができる。

図表 8-1　インタビューガイドの例

テーマ：減量教室参加者の食行動変容に影響した要因とプログラムに対する評価の把握
目的：既存の減量教室参加者の食行動変容に影響した要因とプログラムに対する評価を把握し，プログラムの課題（改善点）を明らかにする。
対象者 令和〇年▽市「減量教室」に参加した住民6人 選択基準 ・年齢40〜70歳 ・教室に自主的に参加し，全てのプログラムに出席した者 ・終了時アンケートの自由記述欄に教室に対する意見を記入した者
実施日・場所：令和〇年〇月〇日（〇）13〜14：30　〇〇会館 実施担当者 ・インタビュアー：1名 ・記録者（パソコン）：1名 ・観察者（録音・録画担当を兼ねる）：1名
インタビュー内容 **1　導入** ・参加への御礼とあいさつ ・自己紹介（所属・名前，実施主体と立場） **2　グループ・インタビューの目的の説明と同意の取得** ・背景，目的 ・フォーカス・グループ・インタビューで述べられた意見の活用方法 **3　グループ・インタビューの方法の説明** ・科学的な方法で分析して，一人一人の意見を最大限に生かす ・間違っている意見などはなく，賛成，反対を含めて様々な意見を求めることが目的である ・番号札で呼び合い，名前は表に出ない ・記録のために録音・録画の了承を得る（分析のためだけに用い，名前が外に出て責任を問われることはない） ・所要時間の目安を提示 ・全員がやり方を理解したか確認 **4　半構造化インタビュー** 　1）　フォーカスエリア1．教室への参加動機と計画の実践状況 　　　①　なぜ教室に参加しようと思ったのか，一巡して語ってもらう。 　　　②　教室でどのような行動目標を設定し，どのくらい実践できたか。 　2）　フォーカスエリア2．食行動変容に影響した要因 　　　①　目標を実践できた方は何が理由だと考えているか。 　　　②　逆に実践が難しかった方は何が原因と考えているか。 　3）　フォーカスエリア3．プログラムに対する評価 　　　①　この教室プログラムで，満足できた点は何か。 　　　②　もう少しこうしてくれれば，食行動を変えることができたのではないかと思う点，教室運営を進めるうえで今後の課題として検討してほしい点は何か。 　4）　まとめ 　　　①　意見の要約 　　　②　要約した内容に，誤認がないか，言いそびれたことがないか最終確認 　　　③　対象者が意義ある役割を果たしてくれたことへの感謝

（文献1及び文献2のpp.24-27をもとに作成）

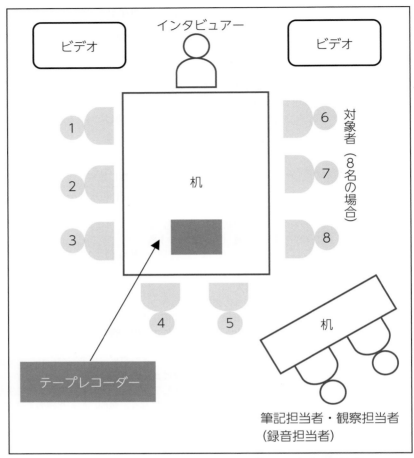

図表 8-2　グループインタビューを実施する部屋の配置例

> **補足** **インタビュー時の注意点**
>
> 　専門用語や相手が日常的に使っていない言葉（PFC，BMI等）を使ってしまったり，沈黙に耐えきれずに選択肢を与えたり，相手の考えを予想して代弁してしまったりすると，参加者の本来の考えを引き出すことが難しくなるため，注意が必要である。また，他者の発言内容を追認するような意見だけではなく，否定的な意見の掘り起こしも大切である。グループダイナミクスが作用しだしたら，できるだけ口を挟まずに対象者同士の意見交換の流れを見守るように進める（ただし，内容が本筋から外れそうになったり，一人の発言時間が長かったりする場合等は，適宜軌道修正は必要である）。
>
> 　なお，インタビュアーは対象者の発言を逐一メモしない。インタビュアーは，何を伝えたいのかに注目するために，対象者の表情や態度の変化等を見落とさないようにする。

図表 8-3　インタビュー進行におけるインタビュアーの役割

対象者が話しやすくなる環境をつくる	受容的な態度で，うなずきながらじっくりきく 話すことの意義を明確にし，対象者間の一体感を作り出し，発言を促す
対象者間のグループダイナミクスを促進する	必要に応じて話をつなげて発展させる
テーマに沿って進行するよう道案内する	インタビュアー自身がその分野に精通していることが望ましいが，自らの発言は最低限にする
対象者全ての意向が反映されるよう，必要に応じて発言の流れを調整する	発言のない対象者に話を振ったり，自己主張する対象者から他者に話をふったりする
対象者の意見をより深める	対象者がよく理解していない場合は，話の流れの本質を明らかにし，より洗練された深みのある意見を誘い出す
グループ内の意見に対する同意又は反対をチェックする	言語的，非言語的な反応から，どのような意向を持っているかを明らかにする
対象者の非言語的な動きを察知し，積極的に発言するよう道案内する	常に発言者に対するその他の対象者の非言語的な動きを観察し，必要に応じて話題を振る，確認する等を行う
テーマに関する対象者の発言を要約する	テーマごとの要約は，次のテーマにつなげるために行い，最後の要約は，インタビュー全体の成果がわかりやすいように整理する。いずれも簡潔に，要点をできるだけ短く説明する
最後に対象者のテーマへの貢献の意義を明らかにし，対象者が満足感を得られるようにする	参加したことがよい印象として対象者に残るように配慮する

（文献3のpp.24-25をもとに作成）

演習・実習 8-2　質的調査の結果解析

> インタビューの内容を，逐語記録・観察記録にまとめよう。記録内容を分析し，報告書を作成しよう。

＊6　8-C（File8-3）

1）事前準備
❶　WordがインストールされたPCを用意する。
❷　File8-2，File8-3＊6をダウンロードする。

2）記録内容の分析
❶　グループ・インタビューの分析は，まず完全な逐語記録と観察記録の作成から始まる。File8-2を使用し，筆記担当者と観察担当者の記録を合わせて，逐語記録・観察記録を作成する（図表8-4）。
❷　次に，一次分析（重要アイテムの抽出），二次分析（重要カテゴリーの抽出），複合分析（複数のインタビューを実施した場合）を実施する。
❸　分析では，目的，到達点（その領域にどのような課題があるかを明らかにする程度でいいのか，具体的にどう対応したらいいのかまで明らかにするのか），提供対象（誰に何を訴えたいか），強調点（強調する部分は，分析の過程において多くの論拠となる言葉や表現を取り上げる），

図表 8-4　逐語記録・観察記録（記録シート）の作成例

発言者	内容	反応
インタビュアー	教室のどのような内容が，ご自身の食行動を変えるうえで役に立ちましたか？	
2	お茶碗一杯の目安を教えてもらったのがよかったかな。そんなにたくさん食べている認識はなかったけど，私は150gくらいがちょうどいいらしいのに，280gくらいよそってたの。減らしたら最初は物足りなかったけど，その分は根菜類をよく噛むといいって聞いて，それもよかったかな。	4うなずく
4	私は逆におかずを食べすぎてた。主食を抜けば痩せるって聞いてたから，肉とか量を気にしないで食べてた。ご飯食べないしと思って。でも一食の目安を見て驚いた。外食したら簡単に倍以上食べちゃう。	1，2うなずく
3	私は電子レンジでできる野菜料理を知れたのがよかったかな。野菜食べたほうがいいのはそりゃわかってたけど，正直面倒くさかった。カット野菜とか，冷凍野菜使ったっていいんだよって管理栄養士さんが言ってくれたから，ハードル低くなった。	5，6うなずく
6	あと，みんなでおすすめレシピ紹介しあったのもよかったよね。3さんが紹介したレシピ，私作ってみたよ。ああみんな工夫して頑張ってるんだって，自分ももっとやらなきゃなって思った。	3微笑む
1	あとはお菓子は食べたい量じゃなくて，一週間に食べていい量だけ買うっていうのが，自分を抑えるのに役立ったかな。あると食べちゃうけど，なければしょうがないなって。	4うなずく
4	私も食後にいつも何か食べたくなってたけど，すぐに歯を磨くとあきらめがつくって教わって，あれもよかったかな。磨いたのにまた食べたら，また磨く方が面倒。	3うなずく

図表 8-5　記録内容の分析手順

① 記録シートの，意味のある項目（重要アイテム）にラインマーカーで印をつける。
② 記録シートの右欄に重要アイテムの要約を記載する。
③ 重要アイテムの全体を並べ，目的を実現する流れ（ストーリー）を考える。
④ フォーカスエリアやストーリーの場面ごとに，重要アイテムを束ねて「見出し」をつける。それが重要カテゴリーとなる。
⑤ 複数の分析担当者が同様の作業を行い，共通点と相違点について議論し，全員が納得いく形でカテゴリーを決定する。

（文献3のpp.54-55をもとに作成）

活用法（実際の業務のどこに生きてくるか）を意識しながら整理する。

❹　分析の段階では，まず目的に照らして意味のある情報のまとまりを重要アイテムとして抽出していく。重要アイテムを抽出してカテゴリー化する分析手順を図表8-5に示した。また，重要アイテムを逐語記録から抽出した例を図表8-6に示した。重要アイテムを束ねて見出しを作り，重要カテゴリーが決まったら，一覧表にまとめる（図表8-7）。さらにこれに関連する逐語記録，観察記録の内容を全て集め，重要カテゴリーが全体の流れの中でどのような意味をもつか検討する。

3）報告書にまとめる

❶　それぞれのまとまりが意味するものを集約していくと，参加者のなか

図表 8-6　逐語記録・観察記録（記録シート）における重要アイテムの抽出例（一部抜粋）

発言者	内容	反応	重要アイテムの要約
インタビュアー	教室のどのような内容が，ご自身の食行動を変えるうえで役に立ちましたか？		
2	お茶碗一杯の目安を教えてもらったのがよかったかな。そんなにたくさん食べている認識はなかったけど，私は150 gくらいがちょうどいいらしいのに，280 gくらいよそってたの。減らしたら最初は物足りなかったけど，その分は根菜類をよく噛むといいって聞いて，それもよかったかな。	4うなずく	食べる目安量がわかった 改善のための具体的な方法がわかった
4	私は逆におかずを食べすぎてた。主食を抜けば痩せるって聞いてたから肉とか量を気にしないで食べてた。ご飯食べないしと思って。でも一食の目安を見て驚いた。外食したら簡単に倍以上食べちゃう。	1，2うなずく	食べる目安量がわかった
3	私は電子レンジでできる野菜料理を知れたのがよかったかな。野菜食べたほうがいいのはそりゃわかってたけど，正直面倒くさかった。カット野菜とか，冷凍野菜使ったっていいんだよって管理栄養士さんが言ってくれたから，ハードル低くなった。	5，6うなずく	改善のための具体的な方法がわかった
6	あと，みんなでおすすめレシピ紹介しあったのもよかったよね。3さんが紹介したレシピ，私作ってみたよ。ああみんな工夫して頑張ってるんだって，自分ももっとやらなきゃなって思った。	3微笑む	他の参加者のやり方を真似した 仲間の存在が励みになった
1	あとはお菓子は食べたい量じゃなくて，一週間に食べていい量だけ買うっていうのが，自分を抑えるのに役立ったかな。あると食べちゃうけど，なければしょうがないなって。	4うなずく	改善のための具体的な方法がわかった
4	私も食後にいつも何か食べたくなってたけど，すぐに歯を磨くとあきらめがつくって教わって，あれもよかったかな。磨いたのにまた食べたら，また磨く方が面倒。	3うなずく	改善のための具体的な方法がわかった

図表 8-7　共通の意味をもつサブカテゴリーの類型化と重要カテゴリーの抽出（一部抜粋）

重要カテゴリー	サブカテゴリー（重要アイテムの要約）
食行動の改善に必要な具体的知識	・食べる目安量がわかった ・改善のための具体的な方法がわかった
自分に合った行動目標	・取り組みやすい身近な目標にした ・ストレスを感じない目標にした
一緒に取り組む仲間	・仲間の存在が励みになった ・他の参加者のやり方を参考にした

で何が語られていて，何が重要な課題なのか要約が可能になる。重要カテゴリーの相互の関連性を明確にし，今後どのような方策が必要なのか，第三者にもわかりやすくなるように報告書（ワークシート（File8-3））にまとめる。報告書にまとめるときは，目的（問い）に対する答えが明らかになっているか留意しながら結果をまとめる（図表8-8）。

図表 8-8　結果要約の例（減量教室参加者の食行動変容に影響した要因とプログラムに対する評価の把握）

> **1）教室への参加動機と計画の実践状況**
> 　教室への参加動機は，自身や家族の健康診断結果が悪化したことや，退職して自身の健康と向き合うようになったこと等が挙げられた。行動目標は菓子類の摂取量や頻度を減らす，主食や主菜の目安量を守ること等が挙げられたが，設定した目標全てを実践できた者はいなかった。
>
> **2）食行動変容に影響した要因**
> 　実践に役立ったこととして，食行動の改善に必要な具体的知識の提供，自分に合った行動目標の設定，一緒に取り組む仲間の存在が挙げられた。一方で，実践が難しかった原因としては，家族や周囲の協力が得られなかった，楽しみややりがいをみつけられなかった，調理技術が足りなかったことが挙げられた。
>
> **3）プログラムに対する評価**
> 　開催日が土曜日で参加しやすかったこと，複数回のプログラムを設定したことで，実践が難しかった目標を見直したり，仲間と交流が深まったりしたことは評価が高かった。一方で，参加者は女性が多く，特にグループディスカッションの内容が家庭の調理担当者の興味に偏っていたこと，個別に相談できる時間が少なかったこと，利用できる社会資源に関する情報や，情緒的な支援が少なかったことが挙げられた。
> 　以上のことから，講義の内容やグループディスカッションを取り入れた進行，開催条件については，参加者のニーズを概ね満たしていたと考えられる。一方，個別の相談時間や，行動変容を促す環境の整備（周囲を巻き込むことや社会資源の利用等），モチベーションを維持・向上するためのサポートが不足していたことが課題として挙げられた。

参考文献

1）多田由紀 他：健康的な食行動の実践を支援するための栄養プロファイルモデルに関するフォーカス・グループ・インタビュー：食習慣の改善意欲がある者を対象とした検討，栄養学雑誌，80（2），2022，pp.126-138.

2）安梅勅江：ヒューマン・サービスにおけるグループインタビュー法Ⅱ　科学的根拠に基づく質的研究法の展開/活用事例編，医歯薬出版株式会社，2018（初版第4刷）.

3）安梅勅江：ヒューマン・サービスにおけるグループインタビュー法　科学的根拠に基づく質的研究法の展開，医歯薬出版株式会社，2017（初版第7刷）.

chapter 09

データの収集と解析
（量的調査）

事前学習　□社会・環境と健康：3，4　□栄養教育論：2-A-a，2-B，2-F　□公衆栄養学：2-A，2-B，5-B-d

PP モデル

④ 運営・政策アセスメントと介入調整	③ 教育/エコロジカルアセスメント	② 疫学アセスメント	① 社会アセスメント
⑤ 実　施	⑥ プロセス評価	⑦ 影　響　評　価	⑧ 成　果　評　価

■ 評価基準

	A	B	C
調査計画書の作成	文献調査をもとに調査の目的や意義を明確にし，背景・目的・方法・予想する結果までの内容に一貫性を持たせた調査計画書を書くことができる	調査の目的を明確にして，背景・目的・方法・予想する結果までの一連の内容を調査計画書として文章で書くことができる	調査計画書の背景・目的・方法・予想する結果までの一連の内容について，箇条書きで列挙することができる
データ収集①（地域レベル／Chapter 05・06の復習）	データ解析に必要な統計調査を判断し，e-Stat等を用いてデータを収集して解析に必要なデータセットを作成できる	データ解析に必要な統計調査を判断し，e-Stat等を用いてデータを入手できる	データ解析に必要な統計調査を判断できる
データ収集②（個人レベル／調査票の設計・調査の実施）	調査目的を達成するために必要な質問を吟味し，統計解析を考慮して適切な質問文及び回答選択肢を作成して，適切に調査を実施することができる	調査目的を達成するために必要な質問を吟味し，質問文及び回答選択肢を作成して，調査票を作成することができる	調査目的を達成するために必要な質問をいくつか挙げることができる
データ解析	収集したデータのデータクリーニングを行って，解析に適した形に加工し，計画に沿ったデータ解析を行うことができる	収集したデータのデータクリーニングを行って，解析に適した形に加工することができる	データクリーニングを行う際に，確認すべきポイントをいくつか挙げることができる
解析結果の解釈	統計解析の結果をスライドにまとめ，背景から結果までの内容を自分の言葉で説明することができ，得られた結果について研究デザインに基づく考察をすることができる	統計解析の結果をスライドにまとめ，背景から結果までの内容を自分の言葉で説明することができる	統計解析の結果を箇条書きでまとめることができる

> 　生態学的研究の学術論文[1] を再現しながら，保健統計情報を用いた地域レベルのデータ収集と分析について学ぶ。e-Statを用いて，都道府県別に集計されている食塩摂取量のデータと年齢調整死亡率のデータを収集し，食事と疾病との関係について生態学的研究デザインによるデータ解析をしよう。
> 　上記ができたら，野菜摂取量を用いて同様の解析を行い，交絡についても考えてみよう。

▶ 手順・流れ

1）事前準備

❶ 公的統計調査の種類と方法，e-Statの使い方を復習しておく（Chapter 05・06参照）。

❷ 参考文献1を読んでおく。

❸ インターネットに接続でき，ExcelがインストールされたPCを用意する。

*1　9-A（File9-1）

❹ File9-1[*1]をダウンロードする。

補足　都道府県別統計データの公表年

　食事摂取量は「国民健康・栄養調査」，死亡率は「人口動態調査」から得られる。ただし，都道府県別のデータは公表年が限られる。令和5（2023）年現在，国民健康・栄養調査では，平成22（2010）年，平成24（2012）年，平成28（2016）年のみ，都道府県別の野菜類摂取量，食塩摂取量，BMI，歩数，喫煙者割合のデータが公表されている。都道府県別の年齢調整死亡率は，人口動態調査による統計データを加工した「人口動態統計特殊報告」に分類され，平成7（1995）年，平成12（2000）年，平成17（2005）年，平成22（2010）年，平成27（2015）年のみデータが公表されている。

---

*2　9-B（動画9-1）

2）e-Statからの都道府県別食塩摂取量データのダウンロード（動画9-1[*2]）

❶ e-Statへアクセスし，**分野 → 社会保障・衛生** を選択してページを開く。

❷ 「社会保障・衛生」に分類されている調査は110件あるため，検索窓に**「国民健康・栄養調査」**と入力して検索する。その際，検索設定が「**政府統計**」となっていることを確認する。出てきた「**国民健康・栄養調査**」をクリックしてページを開く。

❸　e-Statでは，「国民健康・栄養調査」のデータ閲覧方法を「データベース」と「ファイル」から選べる。ここでは，「**ファイル**」をクリックし，データセットが格納されているページを開く。

❹　そうすると，年次別にデータが格納されていることがわかる。このままでは探しにくいので，検索窓に「**都道府県別　食塩**」と入力し，検索する。その際，検索の設定が「データセット」になっていることを確認する。

❺　検索結果のうち，「平成22年国民健康・栄養調査（調査年月2010年）」の「第5部　都道府県別結果/都道府県別の肥満及び主な生活習慣の状況（平成18-22年，年齢調整）」を使うこととする。緑色の「**EXCEL**」マークをクリックし，Excelファイル（120.xls）をダウンロードする。

❻　ダウンロードしたExcelファイルを開き，「**食塩**」のシートに移動する。このシートには，都道府県別の食塩摂取量[*3]が男女別にまとめられている。

❼　都道府県別の食塩摂取量の平均値を解析用のExcelファイル（File9-1）に男女別にコピーして貼り付ける[*4]。

❽　貼り付けたデータについて，都道府県名との対応関係が元のデータと一致しているかを必ず確認する。

補足　データの一致を確認する方法

　データの一致を確認する際は，目視で確認する方法と，Excelの式や関数等を使って機械的に確認する方法がある。いずれかの方法で確認すると，四国4県の並びが異なっていることに気づくので，正しい対応関係になるようにデータを修正する[*5]。

　人為ミスを防ぐには，機械的に確認する方がよい。手順❼で食塩摂取量をコピー＆ペーストする際に，都道府県名のデータも一緒にコピー＆ペーストしておくと作業がしやすい。空いているセルに「**=参照元のセル=比較したいセル**」の式を入力すると，一致する場合には「**TRUE**」，一致しない場合には「**FALSE**」と表示される（図表9-1参照）。公的データであっても，全てのデータ間で都道府県名の並びが一致しているとは限らないので，先頭の数行のみを確認して判断しないように気を付ける。

3）e-Statからの都道府県別脳血管疾患の年齢調整死亡率データのダウンロード（動画9-2[*6]）

❶　e-Statへアクセスし，**分野　→　人口・世帯**　を選択してページを開く。

❷　「人口・世帯」に分類されている調査は21件と比較的少ないため，ページを下へスクロールして，目視で「人口動態統計特殊報告」[*7]（政府統

＊3　都道府県名，人数，平均値，標準誤差，平均値の95％信頼区間の下限・上限が掲載されている。20歳以上の成人について，平成18年（2006）から平成22年（2010）までの年齢調整済み摂取量を平均した値である。

＊4　VLOOKUP関数を用いると，人為ミスを防ぐことができる。p.83「2）複数のデータを間違いなく組み合わせる（突合する）」を参照。

＊5　人間のすることには間違いがあるという前提を置く必要がある。

＊6　9-C（動画9-2）

＊7　人口動態調査とは異なるページに格納されているので，「人口動態調査」と検索してしまうとヒットしないことに注意する。

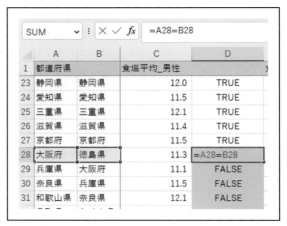

図表 9-1　機械的なデータ一致の確認方法

B列・C列のデータは，食塩摂取量のデータ（120.xls）から実習用ファイル（File9-1）へコピー&ペーストしたものである。都道府県名が一致しているかを確認するため，D列にA列とB列のデータをイコールでつないだ式を入力した。一致していないセルで，FALSEと表示されていることがわかる（灰色で塗りつぶしているセルの部分）。

計コードは00450013）を探し，クリックする。

❸　ページを下部へスクロールすると，都道府県別年齢調整死亡率について，平成17（2005）年，平成22（2010）年，平成27（2015）年のデータがあることが確認できる。ここでは平成22年のデータを使うこととする。「平成22年　都道府県別年齢調整死亡率」の「**ファイル**」をクリックして，データが格納されているページを開く。

❹　次に，「**年次［94件]**」をクリックすると，全死因死亡のデータをはじめ，様々な死因別死亡率のデータが格納されていることが確認できる。ここでは，脳血管疾患死亡率のデータを使うため，表番号1-29「都道府県別年齢調整死亡率・年齢階級別死亡率（人口10万対），脳血管疾患・男女別」を探し，黄色の「**CSV**」マークをクリックして，CSVファイル（0129.csv）をダウンロードする。

❺　ダウンロードしたCSVファイルを開くと，脳血管疾患の年齢調整死亡率，年齢階級別死亡率（5歳刻み）のデータが入っていることが確認できる。また，5行目からは男性のデータ，75行目からは女性のデータとなっている。

❻　データの中身を確認できたら，都道府県別の脳血管疾患の「年齢調整死亡率」のデータをコピーして，解析用のExcelファイル（File9-1）に貼り付け，都道府県名と貼り付けたデータの対応関係を確認する[*8]。

＊8　VLOOKUP関数を用いると人的ミスを防ぐことができるが，ここでは使えない。p.83「2）複数のデータを間違いなく組み合わせる（突合する）」を参照。

4）Excelを用いたデータ解析

❶ 分析ツールあるいはExcel関数を用いて，男女別に食塩摂取量と脳血管疾患年齢調整死亡率の平均値，標準偏差，相関係数を算出する（データの解析方法については，Chapter 03・04を参照）。

❷ 食塩摂取量と脳血管疾患年齢調整死亡率の散布図を作図する。男女別に作成し，一方のグラフをドラッグ＆ドロップでもう一方のグラフに重ねるようにすると，男女別のグラフを一枚にまとめることができる。

❸ 結果の解釈と考察を行う。

▶ 解説

1）データセットは再現できるように

e-Statから公的データを収集しようとすると，似たファイルが多いことに気付くと思う。いつでも解析結果を再現できるようにするには，データをダウンロードするまでの手順やダウンロード元のURL，統計調査の名称や調査年，解析に用いたデータの表番号等を書き留めておき，ダウンロードしたデータは原本として手を加えずに保存しておくことが大切である。

2）複数のデータを間違いなく組み合わせる（突合する）

今回の実習では，2つの公的統計調査のデータを組み合わせて解析用データセットを作成した。この2つのデータを見比べると，突合に必要なキー変数[*9]である都道府県名データの形式が異なっている。食塩摂取量のデータ（120.xls）では「北海道」のように，都道府県名のみの文字データとなっている。これに対して，脳血管疾患死亡率のデータ（0129.csv）では「０１北　海　道」のように，数字と文字が組み合わされており，数字は全角，文字の間にはスペース（空白）が含まれている。このようにキー変数が完全一致しない場合に機械的に突合するには，事前にキー変数を同じ形式に加工しておく必要がある。

実習用ファイル（File9-1）では，キー変数である都道府県名の列に，都道府県名のみの文字データを入力してある。このデータは，食塩摂取量のデータ（120.xls）に含まれる都道府県名データと同じ形式である。従ってここでは，VLOOKUP関数を用いてデータを突合できる[*10]。VLOOKUP関数の構文は，次のとおりである：「**=VLOOKUP（検索値,参照範囲[*11],参照したいデータの列番号[*12],1（近似一致）又は0（完全一致））**」。実習用ファイルFile9-1のセル**B2**に，「**=VLOOKUP(A2,[120.xls]食塩!\$A\$7:\$L\$54,3,0)**」と入力すると，北海道の男性の食塩摂取量の平均値として11.6という値が表示される。関数がうまく機能しているかも，しっかり確認する。

一方，脳血管疾患死亡率のデータ（0129.csv）に含まれる都道府県名データは，実習用ファイル（File9-1）の都道府県名データの形式と異な

*9 キー変数：2つのデータセットに共通するデータのこと。検索値。例えばID。

*10 120.xlsが開かれている必要がある。

*11 参照範囲には，1列目（左端）に検索値，2列目以降に参照する値を含める。

*12 検索値の入力された列を1列目と数える。

るため，このままではVLOOKUP関数を使ってデータを突合することはできない。機械的に確認するには，脳血管疾患死亡率のデータに突合可能な都道府県名データを新たに作成する。人的に確認するには，コピー＆ペーストをしたあとに2人組で確認する方法もある。1名がコピー元のデータを読み上げ，もう1名が突合したデータの内容を確認する。役割を入れ替えてダブルチェックを行うと，人為ミスをさらに減らすことができる。

3) 公的調査の表記方法のルール

これまで，公的調査の公表データは，紙へ印刷したときにきれいに見えることが優先されて，セルの結合や無駄なスペースの入力等が行われてきた。このことが，近年では，データの効率的な利活用の足枷となっている。そこで総務省統計局では，令和2（2020）年にe-Statに掲載する統計表について，機械判読可能なデータの表記方法の統一ルール[13]を定めた。汎用性の高いデータセットを構築するための一般的な基礎知識が集約されているので，一読することをお薦めしたい。

＊13　統計表における機械判読可能なデータ作成に関する表記方法は下記リンク先参照。9-D（リンク9-1）

4) 曝露（原因）とアウトカム（結果）の時間的関係の考慮

このChapterでは，食塩が健康に及ぼす影響をみるために，脳血管疾患死亡率のデータを用いて地域レベルの解析を行った。このようなデータ解析を行う際には，「曝露（原因）」と「アウトカム（結果）」の関係を想定して，取得できるデータの時間的前後関係をよく吟味し，研究デザインを組むことが大切である。ここでは，食塩を多く摂取した結果として脳血管疾患が起こり，死亡に至る，という時間的前後関係を想定しているので，なるべくその前後関係が確保できる平成22（2010）年の調査データを用いた。一見，曝露とアウトカムを同時に測定しているデータのように見えるが，食塩摂取量のデータは，平成18（2006）年から平成22年の5年間のデータを平均したものであり，アウトカムの発生より前の食塩摂取量を反映したデータとなっている。また，5年間のデータを平均することで，調査年ごとのばらつきを平滑化し，安定した解析結果が得られる可能性が高いと考えた（食塩摂取量は，そこまで調査年間でばらつくデータではないが）。もちろん，食塩を多く摂取してから病気になるまでにはタイムラグがあることを考えると，食塩摂取量は平成22年のデータ，脳血管疾患死亡率のデータは平成27（2015）年のデータを用いる研究デザインも可能である。

一方，日本人の食塩摂取量は平成22年からの10年間で男女とも0.5g程度減少している。従って，令和5（2023）年現在の状況を把握できる研究デザインではない点については，結果解釈の際に注意が必要である。

5) 統計解析の結果解釈

　生態学的研究は, 地域単位で集計したデータを扱う研究デザインである。個人レベルで関連があるかどうかは不明であることを意識して, 結果の解釈を行う必要がある。

　相関係数は2つの変数同士の関係を示した指標であり, -1から+1までの値をとる。相関係数の絶対値が1に近づくほど, 2つの変数間には強い関連があることを示している。相関係数の値が負であれば, 一方が増えれば, もう一方は減るという関係を示し, 相関係数の値が正であれば, 一方が増えれば, もう一方も増えるという関係を示している。

　今回の解析では, それぞれ年齢調整を行った食塩摂取量と死亡率のデータを用いた。年齢が高いほど食塩摂取量は多くなり, 同時に, 年齢が高いほど死亡率は高くなる[*14]。そのため, 年齢調整を行わずに粗値データ[*15]で解析を行った場合, 年齢による交絡が生じて相関係数を高く見積もってしまう可能性がある。正しい結果解釈を行うために, 交絡を生じる要因がわかっている場合には, 主要な解析を行う前にデータを直接調整しておく方法 (年齢調整死亡率やエネルギー調整等) や, 偏相関係数や回帰モデルを用いて統計解析時に調整する方法により, 交絡による影響を統計学的に除いた結果を示すことが望ましい。

*14　食塩→死亡率
　　　　年齢↗

*15　粗値データ: 測定したままのデータのこと。年齢等による調整をしない値。

演習・実習 9-2　**質問票を用いた個人レベルのデータ収集と解析**

> 　大学生の減塩をテーマとして, 減塩に対する意識や食行動・食環境等の実態について調べることを目的に調査票を作成しよう。さらに, 作成した調査票を用いて, 実習を受講しているクラスの学生を対象にオンラインでのアンケート調査を行い, 調査票作成からデータ解析までの一連の流れを学ぼう。なおこの実習は, 4〜5人のグループで行う。

▶ 手順・流れ

1) 事前準備

❶　地域住民に向けて任意の自治体が実施した調査事例を調べ, 個人を対象としたアンケート調査のイメージづくりをしておく。

❷　食塩摂取量に関わりそうな生活習慣等について, 自身の生活を振り返ったり, 文献調査を行ったりして, 事前情報を収集しておく。

❸　Excelの基本的な使い方, 統計解析の種類と方法, データの可視化について復習をしておく (Chapter 03・04参照)。

❹　インターネットに接続でき, Word, Excel及びPowerPointがインストールされたPCを用意する。

*16 9-E（File9-2〜5）

*17 厚生労働省の国民健康・栄養調査のページから，調査票の原本を入手することができる。9-F（リンク9-2）

*18 9-G（リンク9-3）

*19 9-H（リンク9-4）

*20 9-I（リンク9-5）

*21 9-J（リンク9-6）

*22 キーワードを抽出する過程で質的調査（Chapter 08参照）をベースにすることで，対象者の実態を反映しやすい量的調査の項目が設定できる。

*23 自治体による調査結果を探す他に，英語の学術論文は「PubMed」，日本語の学術論文は「医中誌」や「Google Scholer」を使うと，無料で検索できる。

❺　File9-2〜5[*16]をダウンロードする。

> **補足　個人を対象とした調査票**
>
> 　個人を対象とした生活習慣を尋ねる調査票で代表的なものは，国民健康・栄養調査の生活習慣調査票[*17]である。生活習慣調査票は，食生活，身体活動・運動，休養（睡眠），飲酒，喫煙，歯の健康等に関する生活習慣全般を把握するために10問〜20問程度の質問で構成されている。この質問票では，経時的な変化をとらえるために毎年同じ設問もあれば，調査時の社会的背景を踏まえた特徴的な設問もある。例えば令和4年（2022）度調査では，コロナ禍で利用頻度が増えたと想像される「フードデリバリーサービス」の利用頻度を尋ねる設問が新たに登場した。
>
> 　都道府県や市区町村の自治体においても，個人を対象とした調査が行われている。代表的なものの1つは，平成15（2003）年に施行された「健康増進法（健康日本21）」に基づく「健康増進計画」の策定や事業評価のための調査である。他には，平成17（2005）年に施行された「食育基本法」をもとに策定した「食育推進計画」の策定や事業評価のための調査である。「○○（自治体名）　健康増進計画　調査」，「○○（自治体名）　食育推進計画　調査」等のキーワードでインターネット検索を行うと，関連するWebページがヒットするだろう。ゆかりのある自治体ではどのような調査が行われているのかを調べてみるのも楽しい。ここでは，東京都の例を以下に示す。
>
> ○東京都福祉保健局「とうきょう健康ステーション」：東京都健康推進プラン21（第二次）[*18]，都民の健康や地域とのつながりに関する意識・活動状況調査（参考資料のPDFに調査票が掲載されている）[*19]
>
> ○東京都産業労働局：東京都食育推進計画[*20]，食生活と食育に関する世論調査（調査結果全文のPDFに調査票が掲載されている）[*21]

2）調査実施のための周辺知識の収集と整理（個人作業）

❶　実習用のWordファイル（File9-2）を開く。

❷　調査目的及びキーワードを確認する[*22]。

❸　ワークに沿って，個人で調べ学習を行う（ワーク1〜3）。「ワーク1（例示）：日本人の食塩摂取量の現状について調べましょう」に，まとめ方の例示をしている。調べた内容は，引用文献[*23]と紐づけて箇条書きでまとめるとよい。

❹　「ワーク4」には，ここまでに調べた事項以外にも調べておいた方がよいと思うものを個人で判断し，まとめておく。

❺　ここまでに調べた内容を踏まえて，これから調べてみたいこととその理由を「ワーク5」に書き出す。

3）周辺知識と調査項目のイメージの共有（グループワーク）

❶ 「ワーク1～4」で調べた情報をグループ内で共有し，互いに理解する。

❷ 「ワーク5」にまとめた調査項目のアイディアと考えを互いに説明し，調査票に含める調査項目のイメージを共有する。

4）調査項目案の列挙と調査理由の整理（グループワーク）

❶ 実習用のExcelファイル（File9-3）を開く。

❷ 調査目的と対象を確認する。

❸ 実習用のWordファイル（File9-2）にまとめた内容を参考に，Excelファイルに記載しているカテゴリーごとに調査項目の案を列挙する。始めに「1．対象者特性」の欄に，対象集団の特徴を把握するための調査項目の案を列挙する[*24]。

❹ 「2．食意識」・「3．食行動」・「4．食環境」のカテゴリーごとに調査項目の案を列挙する。上記のカテゴリー以外にも調査が必要なカテゴリーや調査項目の案がある場合は，「5．その他」の欄に列挙しておく。

❺ 「6．食事摂取状況」の欄に，実施可能性を考慮して食事調査の案を挙げる。食習慣を把握するための簡易調査票を代替法として用いることも有効であろう[*25]。

❻ 一通り調査項目の案が出そろったら，それぞれの調査項目案について，この項目を調べる理由を「理由」欄に記載する。対象者特性の「性別」の項目に例示をしてある。

[*24] 後に内容を整理するので，ここでは「あまり必要ないかも？」と思うような項目であっても広く取り上げて構わない。

[*25] ここでは，塩分チェックシート等が使えそうである。「補足 実施可能性を考慮した簡易調査法の利用」を参照。

補足 実施可能性を考慮した簡易調査法の利用

詳細な食事調査を行えない場合の代替法として，ここでは「塩分チェックシート[2-4]」を紹介する。このチェックシートは，特定の食品（群）の摂取頻度を得点化することで，簡便に食塩摂取状況（摂取量ではないことに注意）を知ることのできるツールである。このチェックシートは，地域住民を対象に24時間尿中ナトリウム排泄量を比較基準として，妥当性の検討が行われている[3]。ただし，その対象集団の年齢は53±20歳であることと，単回の24時間尿中ナトリウム排泄量との相関係数は男性で0.30（P=0.16, n=23），女性で0.19（P=0.04, n=113）に留まることから，大学生を対象とした調査で妥当性が担保できるかどうかはわからない。このような簡易的な調査票を用いることは，人的・金銭的コストを最小限に抑えて調査内容を豊かにできる一方で，得られるデータの妥当性やそこから生じる結果解釈の限界についてはよく吟味しなければならない。

疫学調査では，このような簡易的な調査票を用いることが多々ある。食事に関しては，食物摂取頻度調査票の他，10食品群程度の摂取頻度を尋ねる調査票[5-7]等もある。エネルギー消費量に関わる身体活動量に関しては，国際標準化身体活動質問票（IPAQ）等，妥当性が検討されている調査票がいくつかある[8]。場面に応じて，使い分けるとよい。

5）調査項目案の集約と優先順位の設定（グループワーク）

❶ ここまでに列挙した調査項目とその理由を振り返り，似通った調査項目があれば，1つに集約する。

❷ それぞれの調査項目について，調査票に含める優先順位をつけ，「優先順位」欄に「◎（必須項目）」「○（主要項目）」「△（副次的項目）」の記号を付ける。

6）質問文と回答選択肢案の作成（グループワーク）

❶ 実習用のExcelファイル（File9-3）を開いておく。

❷ それぞれの調査項目案について，「質問文と回答選択肢案」の欄に具体的な質問文と回答選択肢の案を記入する。対象者特性の「性別」の項目に例示をしてある。

❸ 参考にした調査票があれば，「参考」欄に調査の名称と設問番号，掲載先URL等の情報を記録する。食行動の「食品購入時に栄養成分表示をみるか」の項目に例示をしてある。

❹ 各項目について，調査をする「理由」と得られる「回答内容」を見比べて，知りたい情報が得られる設問になっているかを確認する。調べたい理由とずれた設問になっている場合は，内容を再考する。

7）質問文と回答選択肢案の推敲（グループワーク）

❶ 図表9-2のチェックポイントを参考に，質問文及び回答選択肢の日本語を推敲する。

❷ 推敲と修正を繰り返す。

8）調査計画書の作成（グループワーク）

❶ 実習用のWordファイル（File9-4）を開く。

❷ 「調査タイトル」欄に調査名を一文で記載する。調査名は，調査対象と調査内容がわかるように記載する。例示用のファイルには，横断研究をイメージした例を記載してある。

❸ 「目的」欄に調査の目的を一文で記載する。

❹ 「対象」欄に調査対象となる集団とおおよその人数を記載する。

❺ 「背景」欄に，調査目的と対象集団の選定理由がわかるように，調査を実施するに至った背景を記載する。実習用のWordファイル（File9-2）にまとめた内容を活用し，社会的な現状と問題点を具体的な数字を入れて記載することがポイントである。

❻ 「調査項目」欄に実習用のExcelファイル（File9-3）でまとめた調査項目を記載する。

❼ 「統計解析」欄にデータ収集後の解析手順を詳細に記載する。

❽ 「予想する結果」欄に想定している結果を記載する。

図表 9-2　質問文及び回答選択肢作成時のチェックポイント

No.	チェックポイント	例
1	質問文に「主語」はあるか	「あなたの性別はどれですか。」 「あなたは，ふだん食品を購入する時に，栄養成分の表示を参考にしていますか」
2	質問文に「述語」はあるか	「あなたの性別はどれですか。」 「あなたは，ふだん食品を購入する時に，栄養成分の表示を参考にしていますか」
3	質問文に含まれる「主語」と「述語」の対応関係は適切か	「あなたの性別はどれですか。」 「あなたは，ふだん食品を購入する時に，栄養成分の表示を参考にしていますか」
4	設問には，回答方法の指示が含まれているか	「該当するものを1つ選んでください。」
5	二重否定になっていないか	（修正前）「朝食を食べないことはないですか」 （修正後①）「朝食を食べないことはありますか」 （修正後②）「朝食を毎日食べていますか」
6	複数の意味のある言葉を使っていないか	（修正前）「今朝，あなたはごはんを食べましたか」 （修正後①）「今朝，あなたは朝食を食べましたか」 （修正後②）「今朝，あなたは朝食に白米を食べましたか」
7	定義のあいまいな言葉を使っていないか	（修正前）「あなたは，お酒をたくさん飲みますか」 （修正後）「あなたは，お酒をどれくらい飲みますか」
8	複数の論点を含んだ質問が含まれていないか	（修正前）「あなたは，健康のために定期的に運動していますか」 （修正後①）「あなたは，定期的に運動をしていますか。」 （修正後②）「定期的に運動をしている方にお尋ねします。あなたは，どのような目的で定期的に運動をしていますか。」
9	対象者が理解できない言葉を使っていないか	（修正前）「あなたは，ふだんの生活で眩暈がありますか」 （修正後）「あなたは，ふだんの生活でめまいがありますか」

❾　「引用文献」欄に引用文献の情報を記載する。

❿　全体を見直して，背景・目的・対象・調査項目・統計解析に一貫性があるかを確認し，計画書の内容を微調整する。

■補足　アンケート調査実施時の倫理的配慮

　アンケート調査は非侵襲的な調査方法であるため，介入試験に比べて倫理的配慮に対する意識が薄くなりがちである。しかし，このChapterの例示のように，人を対象として健康に関する調査を研究として行う場合には，「人を対象とする生命科学・医学系研究に関する倫理指針[26]」に準拠する必要がある。その際，必ず研究計画書を作成して，倫理審査委員会による審査を受けなければならない。審査のポイントは，これから行おうとする調査（研究）が人間の尊厳と人権を侵さないものである，という点である。これには，行おうとする調査（研究）の科学的な意義も含まれる。従って，アンケート調査を行う場合には，むやみな質問をすることは避け，調査の目的を具体的に定めて必要最小限の調査項目にとどめるべきである。

　これから行おうとする調査が，研究ではなく，所属する組織内での情報利用等にとどまる場合であっても，個人情報保護法に準拠して実施しなければならない。具体的には，①個人情報の利用に関する問い合わせ窓口を設置すること，②個人情報の利用目的を具体的に示すこと，③第三者に個人情報を提供

する場合は，本人の同意を必ず得ること，が義務付けられている。

　個人情報保護法では，氏名や生年月日等は個人を特定できる情報として，厳重な情報管理が求められている。従って，収集したデータを解析する際は，個人識別番号（ID）を1人ずつに付与して，データの匿名性を高める処理をする必要がある。個人情報を復元することができないように個人識別番号による匿名化（ID化）を行った情報のことを，「匿名加工情報」という。一方，他の情報と照合することで，個人を特定できるようにID化した情報のことを，「仮名加工情報」という。仮名加工情報は，情報加工の段階で作成される個人情報と個人識別番号を紐づけたデータ（対応表）等と組み合わせることで個人情報を復元できることから，原則として「個人情報」に該当するものとして扱われる。ただし，一見して個人を特定できない情報（好きな食べ物等）であっても，複数の情報を数多く組み合わせることで個人を特定できる可能性があることに注意して，匿名加工情報であっても，取り扱いには注意すべきである。

＊26　人を対象とする生命科学・医学系研究に関する倫理指針（令和5年3月27日一部改正）。9-K（リンク9-7）

＊27　9-L（動画9-3）

＊28　オンラインアンケートツールは，他にもQuestantやSurvey Monkey等無料で使えるものがある。

9）Googleフォームによる調査票の作成（動画9-3[*27]）

❶　実習用のWordファイル（File9-4）を開いておく。

❷　Webブラウザを開き「Googleフォーム」と入力して検索する。Googleフォーム[*28]は無料でオンライン調査ができるツールで，Googleアカウントを持っている人ならば誰でも使うことができる。回答者はGoogleアカウントがなくても回答ができる。

❸　「Googleフォーム」にアクセスし，「**新しいフォームを作成**」の「**空白**」をクリックして新しいフォームを作る。この時，GoogleフォームはGoogle Driveの「マイドライブ」に保存される。

❹　新しいフォームには，「質問」「回答」「設定」の3つのタブがあることを確認する。「質問」タブは，アンケートを作成するページである。「回答」タブは，回収した回答を確認したり，ダウンロードしたりするページである。「設定」タブは，Googleフォームへの回答者の制限等，調査の設定を行うページである。

❺　「**質問**」のタブへ移動する。「**無題のフォーム**」をクリックして予め決めておいた「**調査タイトル**」を入力する。

❻　調査タイトルの入力箇所の直下に，「**フォームの説明**」を入力する箇所がある。ここに，アンケートの鑑文を作成する。鑑文には，調査の目的，調査データの使用目的，倫理的配慮，調査実施責任者と連絡先，同意の取得方法等を記載する（**図表9-3**参照）。

❼　次に，調査計画書（File9-4）に基づいて，Googleフォーム上に調査票を作成する。Googleフォームは，様々な質問形式に対応している。単一選択問題（ラジオボタン，プルダウン），複数選択問題（チェックボックス），記述問題，均等目盛等がある。

❽　「**設定**」タブへ移動する。ここでは，回答を1回に制限する設定，質問

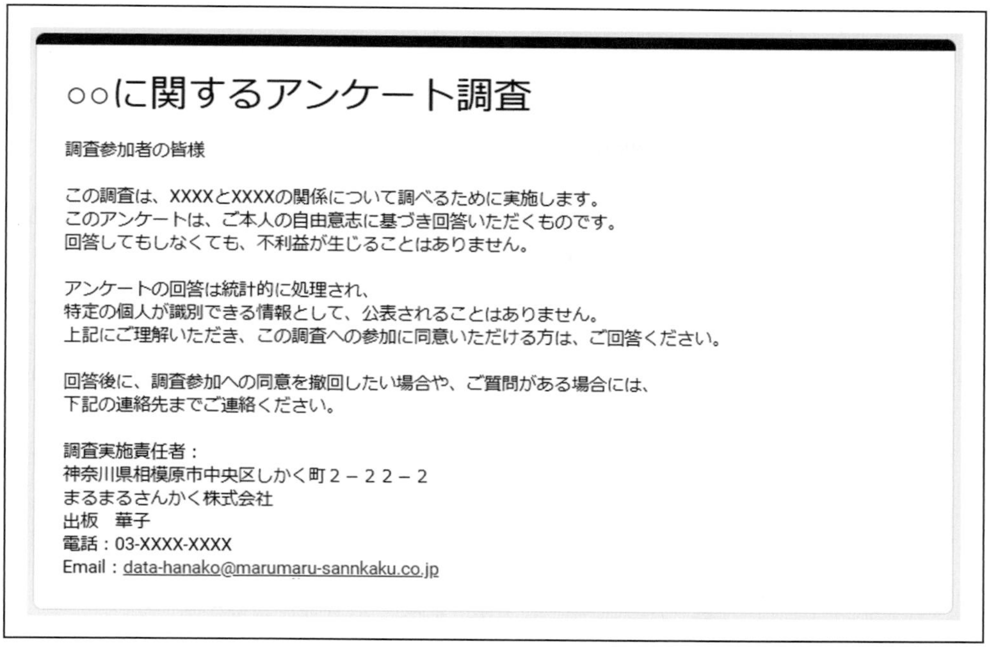

○○に関するアンケート調査

調査参加者の皆様

この調査は、XXXXとXXXXの関係について調べるために実施します。
このアンケートは、ご本人の自由意志に基づき回答いただくものです。
回答してもしなくても、不利益が生じることはありません。

アンケートの回答は統計的に処理され、
特定の個人が識別できる情報として、公表されることはありません。
上記にご理解いただき、この調査への参加に同意いただける方は、ご回答ください。

回答後に、調査参加への同意を撤回したい場合や、ご質問がある場合には、
下記の連絡先までご連絡ください。

調査実施責任者：
神奈川県相模原市中央区しかく町２－２２－２
まるまるさんかく株式会社
出板　華子
電話：03-XXXX-XXXX
Email：data-hanako@marumaru-sannkaku.co.jp

図表 9-3　アンケートの鑑文の例

全てが必須回答となるような設定をしてみる。「**設定**」タブの「**回答**」の欄を開くと、「**回答を1回に制限する**」という項目がある。チェックを入れると、対象者の回答を1回のみに制限できる。ただし、このチェックを入れると、回答者はGoogleへログインしないと回答できない（Googleアカウントを持っていなければならない）ことに注意する。

❾　「**質問のデフォルト設定**」の「**デフォルトで質問を必須項目にする**」をオンにすると、全ての質問が必須回答項目になる。回答漏れがある場合は回答送信ができなくなるため、未回答データ（欠測）をなくすことができる。

❿　全ての質問をGoogleフォームへ反映したら、班員のみで回答を行って、動作確認を行う。

⓫　この時、答えにくいと感じたり、適切な回答が得られない質問文があったりすることに気付いた場合は、調査票の内容の調整を行う。

⓬　調査票を修正したら、もう一度班員のみで回答を行い、不備がないか確認をする。

⓭　画面右上にある目のマークをクリックすると、プレビューを見ることができる。

⓮　班員全員が調査票の内容を確認したら、次は予備調査（パイロットスタディ）を行う。具体的には、調査票作成にかかわっていない者（数名でよい）の協力を得て、調査票に回答してもらい、答えにくさや不備が

ないかを確認する。

⑮　予備調査のフィードバックを元に，調査票を修正して最終版とする。

10）調査の実施

❶　Googleフォームでは，フォーム編集のためのリンクURLと回答のためのリンクURLが異なる。回答のためのURLは，上部にある「**送信**」ボタンを押し，「**送信方法**」の左から2つ目にあるクリップのマークを選択すると表示されるので，これをコピーする。その際，「**URLを短縮**」にチェックを入れると，短いリンクURLを取得できる。

❷　Googleフォームの「**回答**」のタブへ移動し，「**回答を受付中**」のスイッチをオンにする。

❸　調査対象者へ，回答者用のGoogleフォームのリンクURLを知らせる。

❹　回答期間が過ぎたら，「**回答を受付中**」のスイッチをオフにする。

11）得られた回答データのダウンロード

❶　Googleフォームの「**回答**」のタブに移動する。

❷　右上にある，緑色の十字マーク「**スプレッドシートにリンク**」をクリックすると，スプレッドシート上でデータを確認できる。この時，スプレッドシートはGoogle Drive上にできるため，個人情報が含まれる場合は，データの取り扱いに注意をする。

❸　一度スプレッドシートにリンクさせると，それ以降は「**スプレッドシートに表示**」という表示に変わる。

❹　緑色の十字マーク「**スプレッドシートにリンク**」あるいは「**スプレッドシートに表示**」の横にある「**⋮**」のマークをクリックする。

❺　表示されたプルダウンの中から「**回答をダウンロード（.csv）**」をクリックすると，データをCSVファイルとしてダウンロードできる。

❻　Excelファイルとしてダウンロードする場合は，「**スプレッドシートにリンク**」あるいは「**スプレッドシートに表示**」をクリックする。

❼　開いたスプレッドシートの「**ファイル**」メニューをクリックする。

❽　表示されたプルダウンの中から「**ダウンロード**」を選び，さらに「**Microsoft Excel（.xlsx）**」を選択すると，Excelファイルとしてダウンロードできる。

12）得られた回答データの加工・クリーニング

❶　実習用のExcelファイル（File9-5）を開く。まずは，このデモデータを使って，データクリーニングの練習を行う。

❷　シート「**9-5**」をコピーし，新しいシート「**9-5（修正）**」を作成する。原本となる元データは直接加工せず，コピーしたデータを加工して修正

履歴を残しておく。

❸　A列に新しい列を一列挿入し，セル「**A1**」に「**ID**」と入力する。

❹　セル「**A2**」から，個人識別番号（ID番号）を順番に付ける。実習用データには氏名，生年月日等の個人情報は含まれていないが，これらが含まれるデータセットの場合には，ID番号と個人情報を紐づけた対応表を別途作成し，解析用のデータセットからは個人情報を削除しておく。

＊29　置換したい範囲を選択し，Ctrキー＋Hキーを押すと，置換のポップアップが表示される。「検索する文字列」に置換したい言葉，「置換後の文字列」に置き換えたい数字を入力して，「すべて置換」を押す。

❺　問1のデータの回答を数値へ置換する＊29。ここでは，「男性」を「1」，「女性」を「2」に置き換える。

❻　シート「ファイルレイアウト」＊30へ移動し，名義変数の対応関係を記録する。ここでは，問1の「回答選択肢」の欄に，「1=男性，2=女性」と記録しておく。

＊30　ファイルレイアウト：どのような調査データがデータセットに含まれているのかがわかるように，選択肢の情報とともにまとめた一覧表。

❼　シート「**9-5（修正）**」へ戻る。

❽　問2のデータクリーニングを行う。ここでは，データの型が統一されていない。全てのデータが半角数字のみとなるように1つずつ修正する。

❾　問2のデータに，理論的におかしな数値がないか確認をする。確認には，要約統計量を算出したり，ヒストグラムを作成したり，目視を行う。

❿　同じように，問3のデータクリーニングを行う。ここでは，単位が本数のデータと，mlのデータが混在している。全てのデータを半角数字のみとすることに加えて，mlで示されているデータを本数データへ換算する。

⓫　セル「**E15**」や「**E46**」にあるように，「1（本）未満」や「0〜20（本）」等と範囲を示す回答もある。この場合は，「1（本）未満」を「0.5（本）」，「0〜20（本）」を「10（本）」といったように，中間値に置き換えることが多い。

⓬　問3のデータに，理論的におかしな数値がないか確認をする。確認には，要約統計量を算出したり，ヒストグラムを作成したり，目視を行う。

⓭　データクリーニングが完了したら，実習用のExcelファイル（File9-5）を適切なフォルダに保存する。

⓮　Googleフォームを用いてクラス内で収集したデータについて，**❷**〜**⓭**の内容を振り返ってデータクリーニングを行い，解析用データセットを作成する。データクリーニングのポイントについては，図表9-4を参照のこと。

図表 9-4　データクリーニングのチェックポイント

No.	チェックポイント	例
1	選択肢データは数値に変換し，対応関係をファイルレイアウトに記録したか	性別の場合： 「男性」→「1」，「女性」→「2」へ変換する。
2	数値データは全て半角数字のみになるように修正したか	身長の場合： 「１６９ｃｍ」（全角数字+単位の文字）→「169」（半角数字のみ）へ変換する。
3	異なる形式や単位のデータが混在している場合，統一したか	問「あなたは一週間でお酒を何本飲みますか。(1本あたり350 ml)」に対する回答が「700」だった場合： 700"本"は理論的におかしいので，ml単位での回答と想定して，本数単位の「2」へ修正する。
4	質問に対して，理論的におかしなデータがないか	問「朝ごはんを週に何回食べますか」に対する回答が「12」だった場合： 1週間は7日なので，7回を上限値と考えて「7」へ修正する。
5	原本データと加工後データを分けて保存したか	
6	加工後データには個人情報（氏名，生年月日，住所等）は含まれないか	

補足　**Googleフォームによる調査の実際とデータクリーニングの必要性**

　File9-5のデータは，実際にGoogleフォームで得た回答結果をExcelファイルとしてダウンロードしたものである。問1は性別の回答結果だが，Googleフォームでは選択肢問題の場合，選択肢の文章がそのまま回答ファイルの各セルに入力される。このままでは解析時の操作ミスにつながりやすいため，名義変数としてデータを文字値から数値へ加工する必要がある。併せて，どの数値がどの回答選択肢を指しているのかがわかるように，ファイルレイアウトを作成する。

　File9-5の問2及び問3は，連続変数データを自由回答形式で収集したものである。質問者は，半角数字のみで回答してもらうことを想定していたが，設問に適切な指示がなかったため，半角数字・半角文字・全角数字・全角文字の入り混じった回答結果となっている。問3に関しては，1週間あたりに飲むお酒の量を本数で回答してもらうことを想定していたが，量（ml）で回答した者もおり，単位の異なる数値が混在している。統計解析を行うときは，数値と文字値が混在したデータは解析ができない。更に，単位の異なる数値が混在すれば，平均値等の要約統計量に影響するため，正しい結果解釈ができなくなる。従って，データ解析を行う前には，データの型を揃え，理論的におかしい数字がないかを確認し，必要に応じて修正を行う必要がある。このような作業のことをデータクリーニングという。

13) 調査計画書に基づく統計解析と報告スライドの作成

❶　調査計画書に沿って，統計解析を行う。記述統計の際には，欠損値の数についても調べておく。

❷　得られた結果を図表にまとめる。

❸　第三者への説明資料として，PowerPointを使って報告スライドを作成する。

❹　報告スライドには，調査計画書に基づき，背景，目的，方法，結果，考察をまとめる。結果には，調査票の回収率と各設問の欠損値の数についても含めることを忘れないようにする。

❺　予想した結果と異なる結果が得られた場合は，測定誤差等が結果に影響していないかを十分に吟味して，考察をまとめる。

❻　作成したスライドを用いて，調査報告を口頭で発表する。

▶ 解説

1）調査計画書の作成

アンケート調査を実施するとなると，調査票の中身を急いで作りたくなる。しかし，調査の目的を明確にせず，統計解析や結果の示し方を想定しないままに調査票を作成すると，いざデータ解析を行おうとした段階で「あのデータが足りない！」，「この質問の仕方ではまずかった！」，「こんなはずではなかった！」となりかねない。従って，調査票を作成する前には，調査計画書を入念に作成することが望ましい。

調査計画書を作成するときには，調査を行う背景，目的，対象，調査項目，統計解析の方法，予想される結果，参考文献についてまとめておく（Chapter 14参照）。このとき，文献調査をしっかりと行うことで，調査の目的が明確になり，よりよい調査を行うことができる。また，データ解析の手順をあらかじめ定めておくことで，本当に必要な調査項目に絞ることができ，データ解析時の不正（例：p-hacking[*31]）も起こりにくくなる。

臨床研究（介入研究）を行う場合には，研究を開始する前にUMIN-CTR（通称，ユーミン）[*32]と呼ばれる臨床試験登録システムにその実施手順を登録しておく必要がある。研究不正や出版バイアスを防ぐことに役立つ。近年，疫学の調査研究でも，論文投稿の際に臨床試験登録システムへの登録状況を報告しなければならない事例も出てきており，透明性の高い研究実施が求められている。

2）調査票の作成

調査項目の案を出す際には，ブレーンストーミングやKJ法，マインドマップ等の手法を用いて，自由にアイディアを出してから内容を集約していく方法もある。オンライン上のホワイトボードツールであるGoogle Jamboardを使えば，付箋を使ったブレーンストーミングや，同時に書き込みを行う等の共同作業が可能である。

仕上がった調査票は，PC上で確認を行った後，紙に印刷をして確認するとよい。PCの画面では気づけなかった不備に気づくことができる。また，作成した調査票は，なるべく周辺知識のない者（家族等身近な協力者でよい）に回答をしてもらい，質問文の読みにくさや回答のしにくさ，専門用

＊31　p-hacking：P値が0.05を下回る統計解析結果を探すために，統計解析を繰り返すこと。研究不正の1つ。

＊32　UMIN-CTR：University Hospital Medical Information（大学病院医療情報ネットワーク）の略。

語の有無等について，意見をもらうことが望ましい。この実習書を読んでいる受講者は，たとえ学生であっても，すでに専門知識を学んでいる専門家の卵であることを忘れてはならない。

＊33 p.26，「(1) データセット」も参照のこと。

3) データクリーニングと解析用データセットの固定＊33

アンケート調査が終わると，すぐにデータ解析を行いたくなる。しかし，解析が始まってからデータセットの修正を行うことがないように，あらかじめデータクリーニングをして，解析用のデータセットを固定しておくことが大切である。不備が見つかるたびに修正を行うと，そのたびにデータセットのバージョンが変わることになり，最終的にどのデータセットを解析に用いたのかがわからなくなるリスクが高くなる。解析結果とデータセットを紐づけられないと，結果の再現を得ることができなくなり，解析結果そのものの信ぴょう性にも関わってくる。

また，疫学調査では，第三者が見ても理解できるように，常日頃から調査に関わる資料やデータセットを整理整頓しておくことが重要である。なぜなら，異動や退職等によって，調査の実務者が変わる可能性があるからである。特に，コホート研究等の場合は，調査期間が十年単位となることが多く，調査実務に関わる人の入れ替わりが生じることが多い。

参考文献

1) 中村美詠子 他：都道府県別食塩・野菜摂取量と循環器疾患死亡に関する生態学的研究，東海公衆衛生雑誌，4(1)，2016，pp.65-68.
2) 土橋卓也 他：高血圧患者における簡易食事調査票『塩分チェックシート』の妥当性についての検討，血圧，20(12)，2013，pp.1239-1243.
3) Yasutake K, et al.: Comparison of a salt check sheet with 24-h urinary salt excretion measurement in local residents, Hypertens Res, 39(12), 2016, pp.879-885.
4) 社会医療法人 製鉄記念八幡病院：塩分チェックシートの利用案内，https://www.ns.yawata-mhp.or.jp/salt_check/（アクセス日：2023年10月13日）.
5) 成田美紀 他：地域在宅高齢者における食品摂取多様性と栄養素等摂取量，食品群別摂取量および主食・主菜・副菜を組み合わせた食事日数との関連，日本公衆衛生雑誌，67(3)，2020，pp.171-182.
6) 横山友里 他：地域在住高齢者における改訂版食品摂取の多様性得点の試作と評価，日本公衆衛生雑誌，69(9)，2022，pp.665-675.
7) 砂見綾香 他：大学生アスリートにおける10食品群の摂取頻度と食物摂取重量との関連，日本食育学会誌，11(1)，2017，pp.3-11.
8) 身体活動研究プラットフォーム（Japan Physical Activity Research Platform：JPARP）：質問紙，http://paplatform.umin.jp/questionnaire.html（アクセス日：2023年10月13日）.

PP モデル

④ 運営・政策アセスメント と介入調整	③ 教育/エコロジカル アセスメント	② 疫学アセスメント	① 社会アセスメント
⑤ 実 施	⑥ プロセス評価	⑦ 影 響 評 価	⑧ 成 果 評 価

■ 評価基準

	A	B	C
食事調査計画	対象者の身体状況やライフスタイル，活用の目的に対応した食事調査法を提案できる	各食事調査法の概要，長所，短所を説明できる	食事調査方法の種類を挙げることができる
食事調査の調査員の技術	正確にコード化及び重量換算することができる	調査員として漏れなく聞き取ることができる	食事調査の聞き取りの際の留意事項を理解できる
食事調査データの扱い	エネルギー調整をすることができる	集計したデータを用いて，平均値等の算出をすることができる	食事調査のデータを集計し，データクリーニングすることができる
食事パターンの評価	FFQ NEXT で得られたデータを活用し独自の食事パターンの評価を計画・実行・報告できる	FFQ NEXT で得られたデータを用いて，例示したデモについて本書を見ながら実行できる	本稿のデモの主旨・内容を理解することができる
妥当性の確認	必要となる食事調査のデータを理解し，データが活用できる場合には自分で解析を実施し，報告資料にまとめることができる	例示された解析について本書を見ながら実施することができる	本稿のデモの主旨・内容を理解することができる

演習・実習 10-1 食事調査計画の基本

　食事調査には，食事記録法，24時間思い出し法，食物摂取頻度法，食事歴法，生体指標による方法等がある。食事調査を実施する際は，各食事調査方法の特徴を理解して，目的に応じた方法を選択する必要がある。

▶ 手順・流れ

1）事前準備

❶ インターネットに接続でき，WordがインストールされたPCを用意する。

＊1　10-A（File10-1）

❷ File10-1[＊1]，File10-2[＊2]をダウンロードする。

❸ 各食事調査法について理解する。日本人の食事摂取基準（2020年版）策定検討会報告書のWebページ[＊3]を開き，策定検討会報告書全文の24ページ以降，食事調査のまとめ，食事調査の測定誤差，日間変動について確認し，理解しておく。

＊2　10-B（File10-2）

2）各食事調査方法をまとめる

❶ File10-1に各食事調査方法の概要，長所，短所，習慣的な摂取量の評価，調査の利用の注意点を自分の言葉でまとめる。

＊3　10-C（リンク10-1）

3）適切な食事調査方法の選択

❶ 食事調査を実施する際は，方法の長所と短所を理解し，図表10-1の項目等を考慮して，食事調査方法を選択する。File10-2にある想定ケース1から4に適した食事調査方法と注意点（誤差につながる要因と対処法）を記載する。

演習・実習 10-2　食品選択及び重量把握の基礎

> 食事調査実施（図表10-2）にあたっては調査目的，対象者，評価内容を十分に検討して進める。調査の精度の観点から，対象者の協力や理解，調査員のスキルの標準化，データ化は特に重要である。調査員は，対象者が飲食した料理や食品を漏れなくデータ化するため，料理を構成する食品を①正確にコード化し，②摂取重量に換算する技術が必要である。

▶ 手順・流れ

1）事前準備

❶ インターネットに接続でき，ExcelがインストールされたPCを用意する。

＊4　10-D（File10-3）

❷ File10-3[＊4]をダウンロードする。

❸ 日本食品標準成分表 2020年版（八訂）の電子書籍（PDFファイル）及び成分表（Excelファイル）をダウンロードする。Webブラウザを開

図表 10-1　食事調査法選択時に考慮すべき項目

① 調査する目的は？
② 得たい結果は？
③ 必要なデータは，個人のある1日の摂取量か，個人の習慣的な食事摂取量か，
　集団における平均摂取量か？
④ 調査参加者の性別や年代は？
⑤ 調査対象者の人数は？
⑥ 調査期間は短期か長期か？
⑦ 調査季節は？
⑧ 調査地域は？
⑨ 人的資源は？（協力機関，管理栄養士等）
⑩ 調査の財源，物的資源の有無：調査会場，コード化を行う環境の準備
　（PCやソフトウェアの準備），予算等

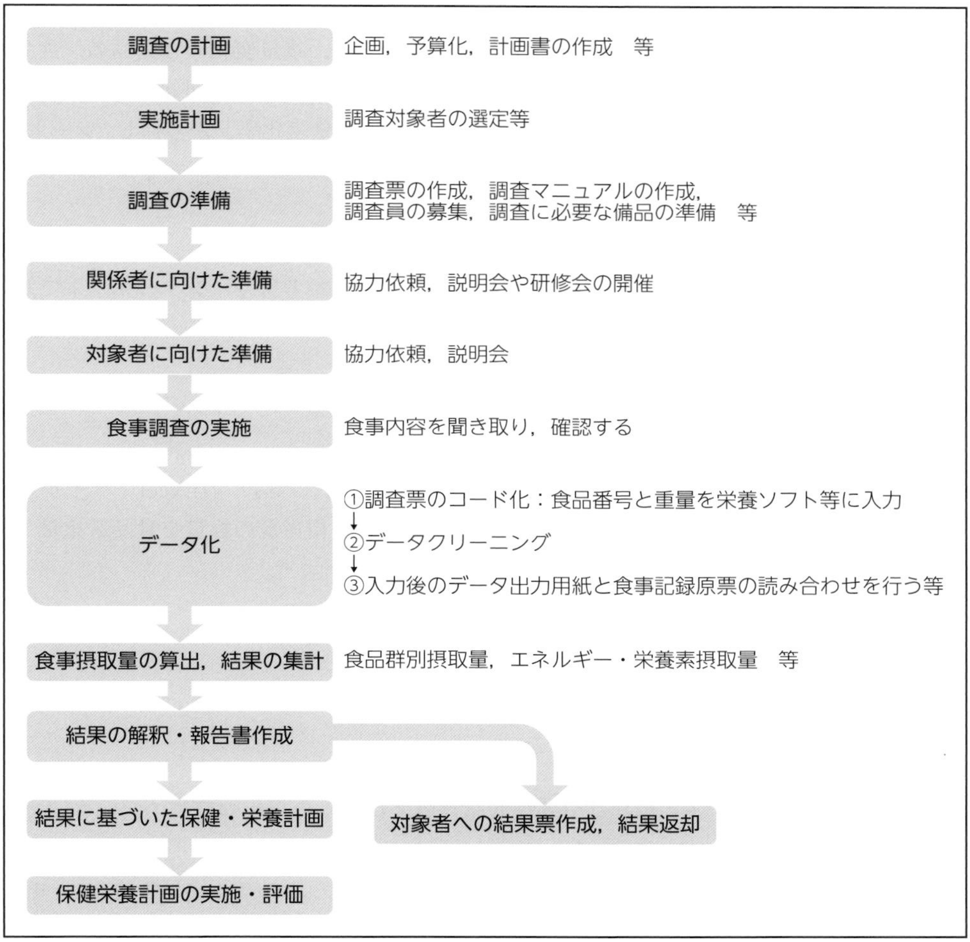

調査の計画	企画，予算化，計画書の作成　等
実施計画	調査対象者の選定等
調査の準備	調査票の作成，調査マニュアルの作成， 調査員の募集，調査に必要な備品の準備　等
関係者に向けた準備	協力依頼，説明会や研修会の開催
対象者に向けた準備	協力依頼，説明会
食事調査の実施	食事内容を聞き取り，確認する
データ化	①調査票のコード化：食品番号と重量を栄養ソフト等に入力 ②データクリーニング ③入力後のデータ出力用紙と食事記録原票の読み合わせを行う等
食事摂取量の算出，結果の集計	食品群別摂取量，エネルギー・栄養素摂取量　等
結果の解釈・報告書作成	
結果に基づいた保健・栄養計画	対象者への結果票作成，結果返却
保健栄養計画の実施・評価	

図表 10-2　栄養調査実施の流れ

き「日本食品標準成分表2020年版（八訂）」と入力して検索する。「日本食品標準成分表2020年版（八訂）」のWebページにアクセスし，**「日本食品標準成分表2020年版（八訂） 電子書籍（第2章を除く）（PDF：9.5MB）」**と**「第2章（データ）（Excel:1.9MB）」**＊5をクリックする。

2）日本食品標準成分表2020年版（八訂）の食品を確認

❶ File10-3のシート「2」を開く。

❷ シート中の食品名に該当する食品番号を，日本食品標準成分表2020年版（八訂）のExcelファイルから探し，シートに入力する。

3）食品の調理による重量変化を確認

❶ File10-3のシート「3」を開く。

❷ シートに記載の食品について，重量変化率と食品名，食品番号を，日本食品標準成分表2020年版（八訂）の電子書籍（PDFファイル）のp.34「表12 調理方法の概要および重量変化率」から探し，シートに入力する。

4）食品の目安量を確認

❶ File10-3のシート「4」を開く。

❷ シートに記載の食品の重量を参考書やインターネットで調べて入力する。出典も入力する。

5）塩分濃度を考える

❶ File10-3のシート「5」を開く。

❷ 日本食品標準成分表2020年版（八訂）のExcelファイルを用いて，下記の塩分濃度を計算する。食塩相当量の総量を食品総重量で除して算出する。

淡色辛みそ（食品番号17045）22g

顆粒和風だし（食品番号17028）3g

カットわかめ　水煮　（食品番号09058）35g

水　450g

6）食品成分表に収載されていない食品や料理等の扱いを確認

❶ File10-3のシート「6」を開く。

❷ インターネットで大手コンビニエンスストアのレタスサンド1個を検索し，画像をみて適宜材料を分解して，コード化する。商品を構成している食品が何であるかや，商品の栄養成分表示でエネルギーやたんぱく質，脂質，食塩相当量の値を参考にする。

　調査員と対象者の役割を決めて，食事記録法（秤量）の模擬調査を行おう。模擬調査票を使用し，調査員役は模擬調査票の問題をみながら質問し，対象者役は，回答をみながら質問に答えていく。

▶ 手順・流れ

1) 事前準備

❶　インターネットに接続でき，ExcelがインストールされたPCを用意する。

*6　10-E（File10-4）

❷　模擬調査票のファイル一式（File10-4*6）をダウンロードする。模擬調査票1（問題），模擬調査票1（回答），模擬調査票2（問題），模擬調査票2（回答）が含まれる。

❸　フードモデルや実物大の料理が掲載された書籍等，対象者の摂取量を特定しやすくする備品があれば用意する。

❹　日本食品標準成分表2020年版（八訂）のExcelファイルを用意する（演習・実習10-2でダウンロード済み）。

2) 模擬調査票について理解する（図表10-3）

　調査票は，対象者が記入する欄と調査員が記入する欄で構成されている。2人世帯で，他の構成員がいないことを前提とする調査票とした。

❶　対象者は，秤量又は目安量で食事を記録する。対象者の記載箇所は，以下の項目である。**料理名**：料理名を記入する。**食品名**：食品名を記入する。**使用量**：測定重量又は目安量で記入する。**料理を食べた割合**：料理/食品を何人分かまとめて作った場合に，そのうち，世帯員1と世帯員2がどのくらい食べたかを割合（分数，％，整数）で記入する*7。**残食分割合**：料理したうち，余った分の割合を記入する。

*7　全体のうち，個人の食べた割合を記入する方法を比例案分と呼ぶ。国民健康・栄養調査でも同様の方法を採用している。

❷　調査員は，対象者の書いた文字と違う色（例えば赤色）で，コード化・重量換算に必要な情報を聞き取り，備考に記入しておく。調査員の記載箇所は，以下の項目である。**備考**：聞き取った内容や外食，総菜，レトルト等の調理済み食品の商品名や店名を記入する。**食事状況**：1：外食，2：総菜・加工食品等，3：特定保健用食品等を記入する。**調理番号**：B：「茹で」・「煮」，R：「焼き」，X：それら以外の加熱調理「炒め」・「揚げ」・「蒸し」*8を記入する。**食品番号**：該当の食品番号を記入する。**摂取量**：対象者の純摂取量を記入する。

*8　食品成分表の2020年版からは電子レンジ調理がはじめて収載されたが，掲載食品が少ない現時点では，個別に対応する方が効率的だろう。

❸　調査員は，食品の詳細，量の推定，報告忘れの視点で聞き取りを行う（図表10-4）。

料理名	食品名	使用量	料理の食べた割合を記載 世帯員1	料理の食べた割合を記載 世帯員2	残食分割合	*食事状況	*調理番号	*食品番号	*摂取量	*備考
ごはん	ごはん	150g	1	0			B	1088	150	ごはんで計量
みそ汁	豆腐	120g	⎫					4033	30	絹 120g×1/4＝30g
	ねぎ	60g	⎪					6226	15	根深，生，廃棄後重量， 調理後に追加 60g×1/4＝15g
	みそ	40g	1/4	1/4	1/2			17119	10	減塩みそ（出汁なし） 40g×1/4＝10g
	だしの素	小さじ3	⎪					17028	2.3	顆粒 3g×3×1/4＝2.25→2.3g
	水	650cc	⎭							

上部：対象者が記入する欄 ／ ＊調査者が記入する欄

図表 10-3　模擬調査票

図表 10-4　調査時の確認事項

・食材（種類）：肉であれば部位，赤身，脂身つき，皮の有無等
・目安量：大きさを確認
・食品は皮付き or 皮むきか。廃棄の有無は
・食品は，生 or 乾物 or 加熱後か
・割合（全体量＆個別量）がおかしくないか
・残食（食べ残し，煮汁，麺類の汁等）の有無
・飲み物に何かいれていないか
・間食で食べたものは，忘れていないか
・調味料の記入漏れ（炒め油，調理後に食卓でかけた等）

3）模擬調査の実施

❶　2人1組を作り，調査員役と対象者役に分かれる。調査員役は模擬調査票の問題を，対象者役は模擬調査の回答を手元に用意する。

❷　自己紹介とあいさつ（調査への参加のお礼等）を行う。

❸　調査員役は，調査票の全体を確認して，欠食がないかを確認する。外食や中食が多い等，食事の特徴をつかむこともできる。対象者役は，模擬調査票の回答を見ながら質問に答える。

❹　調査員役は，食品の詳細，量の推定，報告忘れの視点で聞き取りを行う（図表10-4）。対象者役は，❸と同様に，模擬調査票の回答を見ながら質問に答える。

❺　調査員役は，参加へのお礼を伝える。

4）食事内容のコード化・重量換算を行う

❶　模擬調査で聞き取った世帯員1の食事内容をもとに，食品成分表を使ってコード化と重量換算[9]を行う。

演習・実習 10-4	食事記録法（秤量）の実施

> 自分の食事を秤量記録してみよう。

▶ 手順・流れ

＊10　10-F（File10-5）

❶　File10-5[10]をダウンロードし，印刷しておく。

❷　デジタルスケール，計量カップ，計量スプーンを用意しておく。

❸　上記❶の用紙に，ある1日の食事を秤量記録する。

❹　食事内容をもとに食品のコード化と重量換算を行う。

演習・実習 10-5	24時間思い出し法の実施

> 24時間思い出し法を使用し，2人1組で食事の聞き取りを行い，食事調査を実施しよう。聞き取った食事内容をコーディングしよう。

▶ 手順・流れ

1）事前準備

❶　File10-5（演習・実習10-4で使用）をダウンロードし，印刷しておく。

❷　調査の手順を確認しておく。調査員は，対象者の記憶を引き出しながら，質問をしていく。対象者の回答を探索的に行い，無理に回答を誘導せず，中立的な立場で行う[11]。

＊11　一般的な調査の流れ
は，p.107，図表10-7を参照。

2）24時間思い出し法の実施

❶　2人1組を作り，調査員役と対象者役に分かれる。調査員役は対象者から食事内容を聞き取り，用紙に記録する。

❷　聞き取った食事内容（目安量）をもとに食品のコード化と重量換算を行う。

*12 栄養計算を行うために
は，建帛社「栄養プラス」及
び「食物摂取頻度調査票
FFQ NEXT」が必要となる。

食物摂取頻度調査票 (FFQ NEXT) を使った食事調査を実施しよう。回答はWeb回答フォームを使って行い，栄養計算には専用のソフトウェア[*12]を用いる。

▶ 手順・流れ

*13 10-G (リンク10-2)

❶ FFQ NEXTのWeb回答フォーム[*13]にアクセスする。

❷ Web回答フォームで回答を行う。最初にID，ふりがな，氏名，自分のメールアドレスを入力する。その後，質問に回答していく。

❸ 回答データをダウンロードし，FFQ NEXTを用いて栄養計算を行う。

▶ 解説

1）食品成分表

食品成分表の成分値を確認すると，数値以外に，「-」，「Tr」，「(0)」，「(数値)」という表記のセルが存在することに気づく。「-」は未測定，「Tr」・「(0)」は測定値が基準以下の値，「(数値)」は計算により求めた値であることをそれぞれ意味している（具体的には，食品成分表に掲載の「数値の表示方法」の項を参考にされたい）。この成分表のExcelファイルをダウンロードして実際に栄養計算を行う場合には，「Tr」や「-」を0に置き換えたり[*14]，カッコがついた値はカッコを外して計算させないといけない（文字値でなく数値とするため）。従って，この場合には，未測定や微量も0と区別なく取り扱われることになる。

*14 置き換えにはExcelの
置換機能 (Ctrl + H) を使う
と便利である。

同じ食品名でも，種類や調理形態等により様々な食品コードがある。各食品の詳細は食品成分表の「第3章 資料」に記載されているので，食品選択時の参考にする[*15]。

*15 10-H (リンク10-3)

2）重量換算

食事調査では，口に入る状態にできるだけ近い状態の食品コードを選択し，重量換算する。例えば，そば（乾）→そば（ゆで）等。栄養計算用の入力ソフトウェアには，調理による重量変化率[*16]・成分変化率を考慮した栄養計算機能を搭載したものもある。

*16 食品成分表に掲載されている食品の重量変化率
は，食品成分表pp.34~57「表
12 調理方法の概要および
重量変化率表」に掲載されて
いる。

10-I (リンク10-4)

調査では，①実物大食品・料理が掲載された冊子，②フードモデル，③実物大料理カード，④空き容器等を利用した標準食器を重量換算の参考にする。

食事調査で使用する目安量は，調査員で統一されたものを使用することが多い。

3）コード化

　以下のポイントを踏まえてコード化を行う。調査員間で対応が異ならないように方法を統一すること（標準化）が肝要である。

・食材の種類（緑黄色・淡色野菜，葉・実野菜，背青魚・白身魚），脂質の程度（肉の脂身の有無，鶏肉の皮の有無）等から，最も近いと考えられる食品コードを用いる。

・加工食品：原材料，脂肪分，エネルギーの調整（ゼロカロリー），加工油脂の有無等により，最も近しいと考えられる食品コードを用いる。

・複数の食材で構成された食品や料理は，適宜材料を分解して対応する[*17]。

・食品成分表で，調理方法が「揚げ」・「炒め」の食品の質量・成分値には，揚げ油・炒め油由来のものが含まれている。そのため，調査にこれらの食品を使用し，さらに使用食材に油を計上すると重複することになる。「揚げ」・「炒め」の食品は使わないと統一するのも一案である（油の分だけ，「油脂類」に自動的に計上される栄養計算ソフトウェアがあるとよいかもしれない）。

・食品成分表で，食品番号が18から始まる食品は，食品群18「調理済み流通食品類」（料理）に分類される。そのため，これらの食品を調査に使用すると，本来であれば，例えば「肉類」・「野菜類」といった食品群に分類される食材が，食品群18にまとめて計上されてしまう可能性を考慮しておきたい。

・食品の判別が困難な場合は，類似食品のうち日本人において一般に摂取量が多い食品を選択する等，予め対応を決めておく。

・実際の調査では，その地域でよく食べられる料理や食品が出てくることも多い。そのため調査事務局でコード化が難しい食品の扱いを統一しておくことがある。また同じ食品でも地域によって，重量が異なる食品もあるので，食事調査地域に事前に行くことがあれば，地元のスーパーマーケットで情報収集しておくと，コード化の参考になる。

・一般的な汁物の塩分濃度は0.8~1.0%になることが多い。塩分濃度が低い又は高い場合には，調味料の重量が間違っている可能性があるので，確認する必要がある。

4）フードチェックリスト

　食事記録法（秤量）では，聞き漏れをなくすため，フードチェックリストを用いて確認することがある。図表10-5にフードチェックリストの一例を示した。

5）24時間思い出し法

・時間の設定：面接前日の24時間の食事か，調査時点からさかのぼって24

*17　参考として国民栄養調査の外食構成食品一覧や惣菜食品一覧（下記リンク参照）等を使用する。
10-J（リンク10-5）

フードチェックリスト

≪調査会場で手元に置いて，聞き忘れはないか確認する
面談のチェックポイント！≫

≪忘れやすい食事機会≫

・車を運転しながら	・スポーツをしたときに（飲み物）
・休み時間に（飲み物・ガム）	・お風呂あがりに（飲み物）
・片づけの時に家族の残り物	・寝るまえに（お酒）
・読書，テレビを見ながら（お茶・スナック）	

≪見落としやすい食品リスト≫

洋食献立	付け合わせ（野菜・ポテト等），ソース・ケチャップ類
和食献立	小鉢
トースト	バター，マーガリン，ジャム
ご飯	ふりかけ，漬物，みそ汁
コーンフレーク・シリアル	砂糖，果物，牛乳
刺身・焼き魚	つま（大根・大根おろし），しょうゆ
目玉焼き	ベーコン，ハム，付け合わせ，調味料
冷や奴・湯豆腐	しょうゆ，ねぎ，鰹節
サラダ・生野菜	調味料（ドレッシング・マヨネーズ等）
コーヒー・紅茶	砂糖，牛乳，クリーム

≪フードチェックリスト≫

	牛乳	脂肪分は普通か，低脂肪か，無脂肪か，濃厚か
	果物ジュース	果物の種類は何か，果汁何%か
	清涼飲料水（コーヒー・炭酸飲料他）	砂糖入りか，カロリーゼロか
飲料類	コーヒー	インスタントか，抽出か，砂糖を入れたか，牛乳やクリームを入れたか
	日本茶	葉の種類は何か，緑茶か，ほうじ茶か
	トマトジュース	トマトのみか，野菜ジュースか，無塩か
	ビール	淡色ビールか，黒ビールか，カロリーオフか，発泡酒か
	焼酎	アルコール度数は何%か
菓子類	米菓	揚げあられか，○○サラダせんべいか，何せんべいか
	アイスクリーム	脂肪分は動物性脂肪か，植物性脂肪か
	スナック菓子	コーン系か，ジャガイモ系か，小麦系か
主食	米飯	玄米か，精白米か，強化米か，胚芽米か，○分つき米か
	即席麺	フライ麺か，ノンフライ麺か
	めん類	汁は全量飲んだか，残したか
調味料	しょうゆ	普通の醤油か，減塩タイプか
	甘味類	砂糖か，人口甘味料か
	マヨネーズ	普通か，ハーフタイプか
	ドレッシング	オイル入りか，ノンオイルか，和風タイプか
	「パンに塗った」	バターか，マーガリンか
	ジャム	普通か，ハーフタイプか
乳製品	生クリーム	動物性か，植物性か，無糖・加糖か
	ヨーグルト	無糖か，加糖か，脂肪分は何か
主菜	牛肉・豚肉	部位は何か，赤身か，脂身つきか
	鶏肉	部位（胸・もも・ささみ）は何か，皮つきか，骨つきか
	焼き魚	生か，開き干しか，みりん干しか
	コロッケ	中身の具はクリームか，ポテトか

図表 10-5　フードチェックリストの一例

時間の食事かを設定する。例えば，面接前日0時から面接当日の午前0時等。

・面接時間：食事内容によるが，30〜45分程度。

・方法：会場を準備して対面で行う。その他，電話やWeb会議等も活用する。

・準備：事前に講習会等を開催し，調査員のスキルを標準化しておく。また，フードモデルや料理写真，目安量から重量に換算するツール等の食品の量を推定するためのツールを準備する。

・実施手順：24時間思い出し法の基本的な実施手順として，マルチプルパス法が用いられる。例を図表10-6に示した。

演習・実習 10-7　食事調査データの扱い

食事記録（秤量）のデータ入力とデータクリーニング，集計をしよう。

▶ 手順・流れ

*18　10-K（File10-6）

*19　10-L（File10-7）

1）事前準備

❶　インターネットに接続でき，ExcelがインストールされたPCを用意する。

❷　File10-6[18]，File10-7[19]をダウンロードする。File10-7には，模擬調査票のファイル一式として，模擬調査票1（問題），模擬調査票1（回答），模擬調査票2（問題），模擬調査票2（回答），模擬調査票3（回答）が含まれる。

❸　各自でコーディングまで行った食事記録（秤量）を手元に準備する（演習・実習10-4で作成済み）。

図表 10-6　マルチプルパス法による 24 時間思い出し法の実施手順の例

ステップ	詳細
1. クイックリストの作成	面接前日の24時間に摂取した食品を尋ね，食品リストを作成する。その日の出来事を思い出すのに役立つ手がかりを提供し，摂取した食品の思い出しを助ける。
2. 忘れられやすい食品の質問	忘れられやすい食品（飲料，菓子類，野菜，果物等）に絞って尋ね，リストに追加する。
3. 食事時刻と区分を質問	各食品を食べた時間と区分（朝食，昼食，夕食，間食等）に関する情報を収集する。
4. 詳細の質問と確認	各食品について，具体的な食材名や加えたもの，食べた量，入手先（店かレストランか等），食べた場所に関する情報を収集する。食事間の間隔を確認し，見落としがないか確認する。
5. 最終確認	申告漏れの食品がないか，もう一度思い出してもらう。食べたけど忘れてしまわれやすい状況の手がかりを提供する。食べた量が少ない食品は申告漏れが起きやすいので確認する。

（文献1より作成）

2）食事記録（秤量）のデータの入力

❶ File10-6のシート「入力用シート」のA列（対象者No），B列（食事区分：プルダウンメニューで朝食，昼食，夕食，間食を選択），C列（料理名），D列（食品番号）とG列（重量）を入力する。1食品ごとに入力していく。この際，調理コードは入力しない[20]。例を図表10-7に示した。

3）データクリーニングを行う

食事調査では，複数の調査員が多くのデータを扱うため，コーディングの間違いや入力間違いが生じることがある。そこで，間違いがないかデータクリーニングを行う。ここではデモデータ（模擬調査票の1～3の内容が含まれる）で練習してから，自分のデータで確認する。

❶ 空白のデータがないか確認する。

（1） File10-6のシート「デモデータ_栄養計算シート（No1.2.3）」を開く。

（2） 食品ベースで，入力箇所に空白がないか確認する。

（3） Excelのフィルター機能を利用し，A列，B列，C列，D列，G列について，それぞれ空白がないか確認する。

＊20 調理コードを参考に適切な調理後食品番号と調理後重量のセットで入力する。

食事記録（秤量）

料理名	食品名		使用量	料理の食べた割合を記載		残食分割合	＊食事状況	＊調理番号	＊食品番号	＊摂取量
				自分	他の家族					
ごはん	~~ごはん~~ めし		320g	1杯	~~1杯~~		自宅	B	1088	150

File10-6 入力用シート

A	B	C	D	E	F	G
					単位	g
					成分識別子	
対象者No	食事区分	料理名	食品番号	食品群	食品名	重量
1	朝食	ごはん	1088	1	こめ　［水稲めし］　精白米　うるち米	150

図表 10-7　食事記録（秤量）のデータの入力例

❷　食品番号の入力過誤を確認する。摂取する機会が極めて少ないと考えられる食品（例：陸稲めし，こんにゃく生芋，鳥肉の成鶏，茶葉等）を確認していく。ここでは，食品番号1109こめ［陸稲めし］精白米と（緑茶類）16036せん茶　茶[21]が入力されていないか，確認する。

＊21　茶葉やインスタントコーヒーの食品番号が，乾燥なのか液体なのか知るには成分表の水分を確認するとよい。

（1）　File10-6のシート「デモデータ_栄養計算シート（No1.2.3)」において，Excelの検索機能を利用し，D列「食品番号」を上記食品の食品番号で検索する。検索された場合は，食事記録と照合し，食品番号を修正する。

❸　重量の入力過誤を確認する。対象者の栄養素摂取量や集団の平均値等に影響するため，特定の食品について上限値や下限値を設定し，確認する。特にエネルギー，たんぱく質，脂質，食塩相当量に影響する食品（食塩，しょうゆ，顆粒だし，サラダ油）に注意する。ここでは，料理1回の重量で食塩相当量が2g以上の料理があるかを確認する。料理ごとに集計するために，エクセルのピボットテーブルを使って集計する。

（1）　File10-6のシート「デモデータ_栄養計算シート（No1.2.3)」において，データ範囲（セルA3からBI列のデータ入力行まで）を選択する。

（2）　Excelタブの挿入　→　ピボットテーブル　→　OK　を選択する。新規ワークシートにピボットテーブルが作成される。

（3）　ピボットテーブルのフィールドにおいて，「対象者」と「料理名」を「行」に，「食塩相当量」を「値」にドラッグする。食塩相当量の値フィールドの設定が合計以外の場合は，選択したフィールドのデータを合計に変更すること。

（4）　ピボットテーブルの集計に，料理ごとの食塩相当量の重量が示されるので，2g以上の料理は，食事記録と照合し，正しい内容かを確認する。

❹　デモデータではなく，自分の食事記録（秤量）でも上記❶〜❸の作業を行い，確認する。

❺　個人ごとの1日単位の摂取量を使って，過誤を確認する。

（1）　上記❸で作成したピボットテーブルにおいて，「行」を「対象者」，「値」を「エネルギー2」，「たんぱく質」，「脂質」，「カルシウム」，「食物繊維」，「食塩相当量」とする。これで対象者ごとの1日あたり摂取量が算出できる。

（2）　ここでは，エネルギー摂取量1000kcal以下，4000kcal以上の人がいるか，食塩摂取量が20gの人がいるかを確認する。

（3）　食品群別摂取量を算出する。ピボットテーブルのフィールドにおいて，「行」を「対象者」と「食品群」，「値」を「重量」とする。極端に少ないか極端に多い食品群があるか確認する。

❻　デモデータではなく，自分の食事記録（秤量）でも上記❺の作業を行い，確認する。

4）食事データの基礎統計量の算出
❶　File10-6のシート「デモデータ_栄養計算シート（No1.2.3）」において，食事データの基礎統計量を算出する。上記「3）データクリーニングを行う」の❺（1）で作成したピボットテーブルの下に，シート「基礎統計フォーマット」の表をコピーして貼りつける。
❷　各項目に数式を入れ，基礎統計量を算出する。数式は「エネルギー摂取」欄に入力し，右にコピーすると，他の欄も算出できる。

<table><tr><td>演習・実習 10-8</td><td>エネルギー調整</td></tr></table>

> たんぱく質摂取量のエネルギー調整を行おう。

▶ 手順・流れ

1）エネルギー調整の実施
❶　密度法でエネルギー調整を実施する。
（1）　File10-8[*22]をダウンロードし，開く。
（2）　シート「20代女性」を新しいExcelファイルにコピーする。
（3）　列を「ID1」，「エネルギー」，「たんぱく質」のみとする（他の列は削除する）。
（4）　1行目を削除する。
（5）　セルD1に「密度法」と入力する。
（6）　セルD5に数式を入力する。たんぱく質摂取量の密度法によるエネルギー調整値は，たんぱく質摂取量（g）*4/エネルギー摂取量（kcal）*100で算出できるので，セルD5に「**=C5*4/B5*100**」と入力する。セルD6以降は，セルD5の式を下方向にコピーする。
❷　残差法でエネルギー調整を実施する。ここではExcel関数を用いて回帰式を求める方法を紹介する。
（1）　上記❶で使用したシートを開き，セルD1「密度法」の右隣りから，セルE1に「期待値（g）」，セルF1に「残差（g）」，セルG1に「調整値（g）」，セルJ1に「傾き」，セルJ2に「切片」，セルJ3に「エネルギー平均値」と変数名を入力する。
（2）　たんぱく質摂取量を従属変数（y），エネルギー摂取量を独立変数（x）とした回帰式を作成する。

*22　10-M（File10-8）

*23 SLOPE（y要素，x要素）：
既知のx，yのデータ要素か
ら回帰直線の傾きを返す。

*24 INTERCEPT（y要素，
x要素）：既知のx，yのデー
タ要素で決められた線形回帰
直線の切片を返す。

*25 Excel数式内でセルを
指定する際，「$K$1」のよう
に，列や行の前に「$」を付
けることで絶対参照となる。
絶対参照とした場合，数式を
コピーした際に参照先のセル
が固定される。今回のセル
K1やK2のように，コピー先
のセルでも同じ列や行のセル
を参照したい場合に使用す
る。

*26 数式から得られる値は
「1）エネルギー調整の実施」
で算出した期待値と同じにな
る。ただし，丸め誤差が生じ
た場合は完全に同じにならな
い場合もある。

・傾き：セルK1に「=SLOPE(C5:C35,B5:B35)」[23]を入力する。
・切片：セルK2に「=INTERCEPT(C5:C35,B5:B35)」[24]を入力する。

（3） 回帰式から期待値を算出する。
・セルE5に「=$K$1*B5+$K$2」[25]を入力する。
・セルE6以降はセルE5の式を下方向にコピーする。

（4） 残差を算出する。実測値から期待値を差し引く。
・セルF5に「=C5-E5」を入力する。
・セルF6以降はセルF5の式を下方向にコピーする。

（5） エネルギー調整した値を算出する。集団のエネルギー摂取量から
求めた期待値に個人の残差を足す。
・集団のエネルギー摂取量の平均値を算出する：セルK3に「=AVERAGE
(B5:B35)」を入力する。
・セルG5に「($K$1*$K$3)+$K$2+F5」を入力する。
・セルG6以降はセルG5の式を下方向にコピーする。

2）散布図に回帰式を表示させる

❶ 上記「1）エネルギー調整の実施」で作成したシートにおいて，エネ
ルギー摂取量とたんぱく質摂取量（エネルギー調整を行っていない粗の
データ）のデータ範囲を選択する。

❷ Excelタブの挿入 → グラフで 散布図 → OK を選択する。

❸ Excelタブのグラフのデザイン → グラフ要素を追加 → 近似曲
線の線形 を選択する。

❹ 表示した近似曲線を右クリック → 近似曲線の書式設定を選択 →
グラフに数式を表示するにチェックを入れる。

❺ グラフ内に表示される回帰式を用いてセル内に数式を入力する[26]。

▶ 解説

1）欠測値

このChapterでは，データクリーニングの1つとして，データの空白を
確認した。集めるべきデータが何らかの理由から得られなかった値を欠測
値という。欠測があると，解析や研究結果の解釈に影響するため，できる
だけ欠測が生じないようにすることが大事である。食事調査では，調査員
が調査後早急にデータの記入漏れを確認する[27]。

*27 食事調査当日又は後日
対象者に問い合わせることも
ある。

2）エネルギー調整

一般にエネルギー摂取量が多い人は，他の栄養素の摂取量も多くなる。
例えば，ある栄養素Xが多いほど，疾病Yのリスクが上昇する場合に，エ
ネルギー摂取量が多い人は栄養素Xの摂取量も多くなるため，みかけ上疾

病Yのリスクが上昇する。そのため，栄養疫学研究では，エネルギー摂取量の影響を調整して検討を行う。

演習・実習 10-9　基準関連妥当性の確認

> 　FFQ NEXTのデータを活用した食事パターンの分析の演習を行う前に，FFQ NEXTを用いて把握した食事摂取のデータの妥当性を確認しよう。具体的には，基準関連妥当性としてFFQ NEXTの食品群別摂取量のデータが外的指標（食事記録法や24時間思い出し法等の定量的評価指標）とどの程度相関するかを評価する。

［補足］　演習・実習10-9〜13の演習内容について

　どのような食事内容の人が健康・栄養の面で望ましいのかを把握するには，食事調査のデータが必要となる。そして，こうした食事調査のデータを活用した分析を少なからず行えることが重要である。これらの演習・実習では，実際に大規模調査でも用いることの多い食物摂取頻度調査法のデータを活用し，食品摂取の情報を総合的に検討する食事パターンに関する課題を設定した。具体的には食物摂取頻度調査法としてFFQ NEXTのデータを用いる事例とした。

　特に，がん罹患にどのような食事内容が関連するのかを検討するには一般的に数万人以上の大規模コホート研究が必要とされ，日本では国立がん研究センターの多目的コホート研究（JPHC Study）等で食物摂取頻度調査法での食品や栄養成分の摂取の大規模調査が行われてきた。FFQ NEXTは，このような大規模調査でも活用できる半定量食物摂取頻度調査票である。FFQ NEXTによる食物摂取頻度調査は食事調査の中では簡便ではあるが，過去の食事内容を振り返り大まかな摂取頻度やポーションサイズについて自己申告で回答を得た情報から摂取量を計算しているため，食事記録法に比べると特定期間中の摂取量を把握する精度は高くないと考えられている。そのため，調査で用いる前に，どの程度の精度であるのか妥当性を確認する必要がある。

　そこで前半は妥当性の検証，後半は食事パターンの課題という構成で，演習をしてもらいたい。

▶ 手順・流れ

1) 事前準備

❶　FFQ NEXTの妥当性についての既存資料[2]又は研究報告[3]について確認することが望ましい。

❷　統計解析ソフト「EZR」が利用できるPCを用意する。演習・実習10-9〜12では，EZRを用いた手順を解説する（EZRのインストール方法は，動画3-1（p.23）を参照のこと）。

＊28　10-N（File10-9）

❸　実データを用いる場合は，FFQ NEXTのデータに加えて，同じ対象者の食事記録法か24時間思い出し法による食品群別摂取量と栄養素等摂取量のデータ（できればFFQ NEXTを実施する直前の時期）が整備されている必要がある。ここでは，対象者として21歳の女子大学生を想定した架空のデータ（File10-9[＊28]）を使った例で解説する。なお，実データで演習を行う場合には，FFQ NEXTのデータとその他の食事調査のデータのそれぞれにID番号を付して，ID番号をもとにデータのリンケージ（結合）をできるようにすることが望ましい（EZRの場合，Rコマンダー画面のファイルを選択 → 2つのデータセットを結合するを選択 の機能で簡単に結合させることができる）。

2) 基準関連妥当性の確認

❶　FFQ NEXTの項目から作成したい項目を選択する。ここでは一例として，架空データ（File10-9）を用い，次の演習でも例で使用する緑黄色野菜・魚介類・海藻類の3つを検討する。

❷　まず視覚的に大まかな相関関係や外れ値の有無を把握するために，Rコマンダー画面のグラフと表 → 散布図を選択し，散布図を作成する。例では緑黄色野菜について指定して，出力された散布図を示している（図表10-8）。概ね相関関係があるようにもみえるが，FFQ NEXTで100gを超える2人のデータは外れ値と思える成績であることがわかる。残りの海藻類と魚介類についても「食事記録11魚介類」と「食事記録10藻類」との散布図を作成する。

❸　次に相関係数（Spearmanの順位相関係数）を算出する。Rコマンダー画面の統計解析 → ノンパラメトリック検定 → 相関係数の検定（Spearmanの順位相関係数） を選択すると算出できる。図表10-9では緑黄色野菜について指定する様子を示している。Spearmanの順位相関係数は0.585（P<0.001）と比較的高い相関係数であることがわかる。図表10-10に算出した結果を示す。

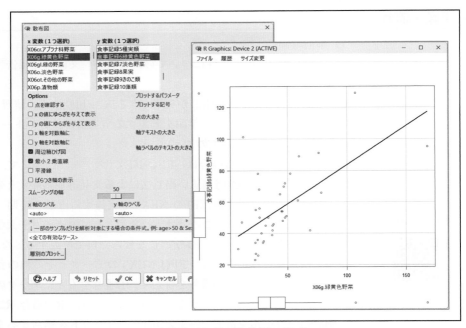

図表 10-8　散布図の作成

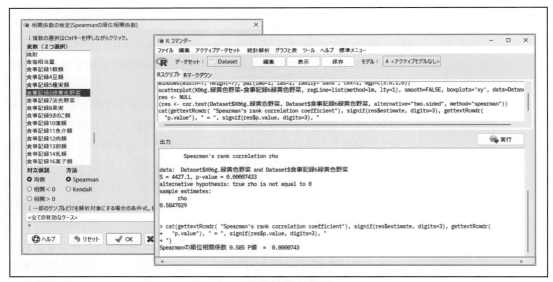

図表 10-9　順位相関係数の算出

図表 10-10　FFQ NEXT と食事記録法による食品群別摂取量の相関

	Spearmanの順位相関係数
緑黄色野菜	0.585
魚介類	0.477
海藻類	0.544

- 今回例示した3つについては一定の相関があったとはいえ，相関係数が最も高い緑黄色野菜でも散布図の結果から「FFQ NEXTと食事記録法の成績は一致している」とまでは断定しがたいことがわかる。つまり図表10-10の全体的な結果の解釈として「FFQ NEXTのデータには妥当性がある（食事記録法の成績と同様に扱える）」ではなく，あくまで「FFQ NEXTのデータの妥当性を確認した」とすべきである。

- FFQ NEXTの妥当性については，前述の通り，既に研究報告があるので，その結果とも比較することができる。しかし，先行研究の対象者と厳密に全く同じ集団特性であるとは限らないため，この演習課題のように自分が研究対象者とする集団でも同様であるかを確認することも重要である。例えば，図表10-10の結果から，FFQ NEXTの項目の中で，どの調査項目がより妥当性が高そうかを把握することができる。

- この演習では食品群別摂取量のみを検討した。栄養素等摂取の妥当性も確認してみよう。さらに余裕のある人は残差法によるエネルギー調整をした変数の妥当性も検討してみよう。

- この演習では，あくまで順序関係が一致するかどうか（FFQ NEXTの摂取量が高い場合には食事記録の摂取量も高い）に主眼をおいた解析を実施している。「相関が高い＝摂取量が一致」という解釈にはならないことに注意する（例えば，エネルギー摂取量の相関係数が高いからといっても，その結果は「FFQ NEXTで1800kcalだった者は食事記録でも1800kcal。FFQ NEXTで2500kcalだった者は食事記録でも2500kcal」のように値が一致していたことを示すものではない）。適切な統計手法の選択と解釈を身につけよう（Chapter 03参照）。

- この演習で示した結果は，あくまで架空のデータから算出したものであるので，結論を鵜呑みにしないでほしい。しかし，管理栄養士養成課程の学生を対象に食事調査をした場合（特に授業の一環で行った場合）には，より正確な回答をしようとする傾向が強いことも考えられ，その場合にはこの例のように相関係数が一般住民を対象とした場合よりも高くなりやすいと考えられる。

- この演習では妥当性のみを検討。FFQ NEXTを一定の時間の間隔をあけて繰り返し実施したデータの比較による，回答の再現性（信頼性）を検討することも重要である。

> FFQ NEXTで把握した食事摂取のデータを使って，任意の食事パターンのスコアを考案しよう（その後に作成した食事パターンのスコアと栄養成分摂取との関連を検討する）。

▶ 手順・流れ

1）事前準備

❶ FFQ NEXTのデータによる食品群別摂取量と栄養素等摂取量のデータが整備されている必要がある。ここでは前述の架空のデータ（File10-9）を使った例で解説する。

❷ 公衆栄養学の該当箇所を復習することが望ましい。

❸ 統計解析ソフト「EZR」が利用できるPCを用意する。

2）食事パターンのスコアを考案・作成する

❶ FFQ NEXTの項目から作成してみたい食事パターンをイメージする。イラスト等にしてスライドで発表できるようにすると，なおよい。その際に栄養素等摂取の面からみた特性をイメージするとよい。例では，FFQ NEXT詳細版を用いて，日本食パターンのスコアを作成することを想定する。

❷ 食事パターンの食品の構成要素（項目）を選択して，その定義を図表に記載する。基本的に自由な発想でスコアを作成して構わないが，できれば，なぜこの定義としたのか，根拠となる引用文献があるとなおよい。例として，図表10-11に9項目からなる定義で作成する「日本食スコア」を示した。

*29　本稿ではEZR上でのデータセット名はデフォルトの「Dataset」のままで実行している。

❸ EZRでデータを開く。架空データ（File10-9）を開くには，**Rコマンダー画面のデータのインポート → テキストファイルからデータを読み込む** を選択し，「**File10-9.csv**」を選択する（図表10-12）[*29]。

図表 10-11　日本食スコア（日本食インデックススコア [4, 5) に準じる）の構想

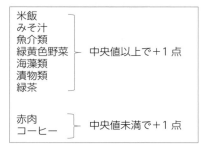

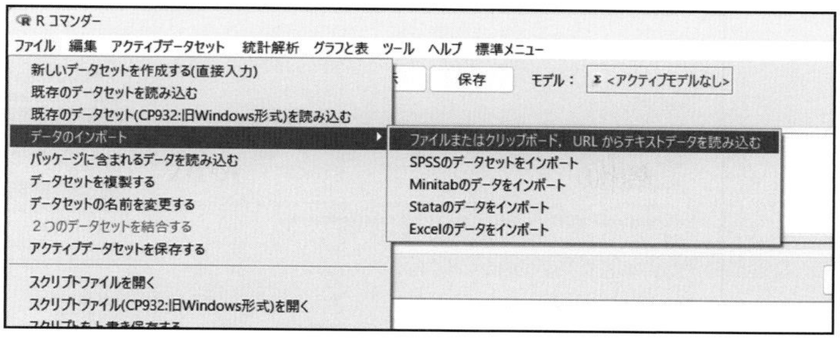

図表 10-12　データを開く

❹　次に，スコアを算出するための各食品の変数を作成する。図表10-11の日本食スコアの場合，各食品を中央値以上かどうかで0点と1点に区分した変数を作成すると定義したので，まず各項目の中央値（50%分位点：50パーセンタイル）を算出する。**Rコマンダー画面の統計解析　→　連続変数の解析　→　連続変数の要約**　を選択すると中央値を算出できる（図表10-13）。なお，漬物類の中央値は0gであったため，漬物類だけは次善の策として>0gで1点として算出した。

次に**Rコマンダー画面のアクティブデータセット　→　変数の操作　→　連続変数を指定した閾値で2群に分けた新しい変数を作成する**　を選択し，中央値以上かどうかで2カテゴリに区分する。図表10-14に示した例は米を280g以上かどうかで2カテゴリにした変数「JD1米2c」を作成した様子である。

ただし，赤肉とコーヒーは中央値未満であれば+1なので，まず上記と同様に中央値以上であれば1とする作業を行った後に，**Rコマンダー画面のアクティブデータセット　→　変数の操作　→　計算式を入力して新たな変数を作成する**　を選択し，図表10-15のように−1をした後に×−1（*−1）をして，0と1を反転させた変数を作成する。もしくは，図表10-16のRスクリプトを実行することでも，同様の変数を実行できる[*30]。

❺　上記❹で作成した変数を合算してスコアを完成させる。**Rコマンダー画面のアクティブデータセット　→　変数の操作　→　計算式を入力して新たな変数を作成する**　を選択し，**計算式**に作成した9つの変数（0点か1点）を指定する。ここでは「日本食スコア」という名前の変数を作成している（図表10-17）。

❻　作成したスコアの分布を確認する。**Rコマンダー画面の統計解析　→　名義変数の解析　→　頻度分布**　を選択すると度数分布の確認とグラフの作成ができる（図表10-18）。結果的に例としては図表10-19の定義の「日本食スコア」が作成された。

*30　スクリプトの実行方法：Rコマンダー画面の上部「Rスクリプト」ウインドウにスクリプトを入力し，そのスクリプトを選択した上で「実行」ボタンをクリックする。

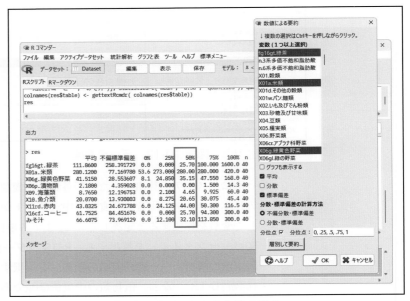

図表 10-13　中央値の算出

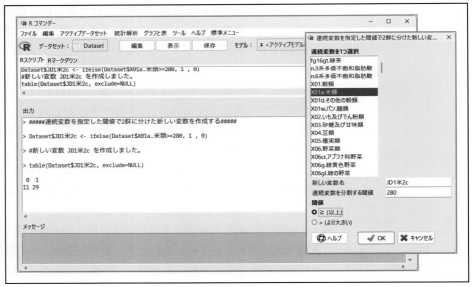

図表 10-14　「JD1 米 2c」の作成

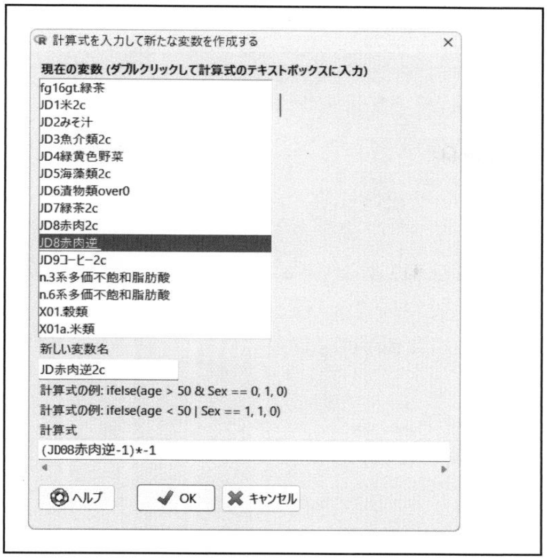

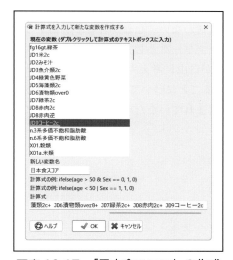

図表 10-15　０と１を反転させた変数の作成

図表 10-16　「JD8 赤肉 2c」と「JD9 コーヒー 2c」を作成する R スクリプト

```
Dataset$JD8赤肉2c <- ifelse(Dataset$X11rd.赤肉>=44, 0 , 1)
Dataset$JD9コーヒー2c <- ifelse(Dataset$X16cf.コーヒー>=25.7, 0 , 1)
Dataset <- ChrToFactor(Dataset)
```

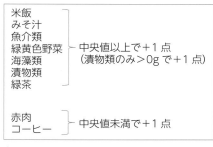

図表 10-19　演習事例における『日本食スコア』の定義

```
米飯
みそ汁
魚介類
緑黄色野菜 ── 中央値以上で＋1点
海藻類　　　 （漬物類のみ＞0g で＋1点）
漬物類
緑茶


赤肉
コーヒー ── 中央値未満で＋1点
```

（参考：文献4，5）

図表 10-17　「日本食スコア」の作成

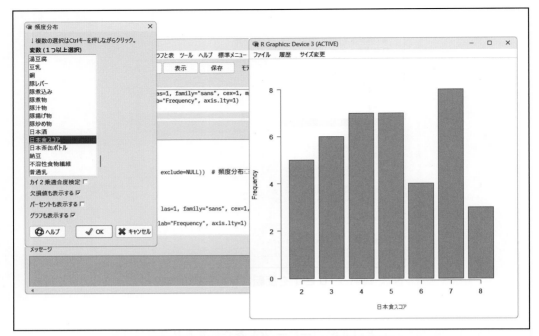

図表 10-18　「日本食スコア」の分布の確認

▶ 解説

- ・例では，中央値で0点か1点に2区分したものを合算してスコアを算出したが，中央値を用いた定義ではなく，3区分以上の変数を合算する定義等，柔軟に設定を変えて実施するのでも構わない。なお，著者が所属する学部学生に対して上記の課題をグループワークとして提示したところ，学生達は下記の名前のスコアを各々が自由に考えた定義で作成していた（学生からは例として本誌に掲載することについて許可をとっているが，オリジナリティのあるアイデアも含まれていたため，スコアの計算に用いていた定義は公表しない）。
  - ・健康型食事パターンスコア
  - ・不摂生スコア
  - ・美容健康志向インデックススコア
  - ・ベジタリアンスコア
  - ・完全菜食主義者スコア
  - ・メキシコ料理スコア
  - ・DASH食？スコア
- ・この変数作成の作業は，ダブルチェック（できれば同じ作業を2回以上違う者が実施して，完全一致するか確認）を行うことが望ましい。
- ・データセットやスクリプトをこまめに保存し，データが消えないように注意したい。

演習・実習10-10で作成した食事パターンのスコアと9種類の主要な栄養成分摂取に関する総合指標との関連を検討しよう。

▶ 手順・流れ

1）事前準備

❶　演習・実習10-10を完了していること。

❷　統計解析ソフト「EZR」が利用できるPCを用意する。

2）栄養成分摂取に関する指標を作成する：

❶　筆者らは，日本食インデックススコアと栄養成分摂取との関連を検討するために，栄養素密度の指標である「NRF9.3 index」*31のうち砂糖を除く11種類の栄養素を総合化したアウトカム指標を用いたとする研究成果を報告している[4]。この研究報告を模倣するものとして，ここでは便宜的な演習として，図表10-20に示す9種類の主要な栄養素等の栄養成分の摂取を総合化した指標を作成するものとする。

　　総合化した指標とは，「①もしエネルギー摂取量が2000kcal（日本人の食事摂取基準（2020年版）の参考表2の18歳〜29歳女性［身体活動量「ふつう」］の推定エネルギー必要量）だったとして，9種類の栄養成分の摂取量が日本人の食事摂取基準（2020年版）の推奨量・目安量と同じであ

*31　NRF9.3 index：栄養素密度の指標の1つ。たんぱく質，食物繊維，ビタミンA，ビタミンE，ビタミンC，カルシウム，マグネシウム，鉄，カリウム，飽和脂肪酸，砂糖，ナトリウムの12項目から計算する。

図表 10-20　総合指標のための9項目
（十分な摂取が推奨される栄養成分）

	食事摂取基準2020年版の推奨量・目安量（女性18〜29歳）
たんぱく質	50 g/日
食物繊維	18 g/日
ビタミンA	650 µgRAE/日*1
ビタミンC	100 mg/日
ビタミンE（α-トコフェロール）	5.0 mg/日
カルシウム	650 mg/日
鉄	10.5 mg/日*2
カリウム	2000 mg/日
マグネシウム	270 mg/日

＊1　µgRAE：レチノール活性当量。
＊2　月経ありの場合。

*32 アウトカムは栄養素密度である。従って，同じエネルギー摂取量だったとして，より様々な栄養成分が充足しやすい食事なのかを評価するため，エネルギー摂取量を標準化する指標になっている。

れば100とした場合，それぞれどれだけ充足したかを計算して，②それら9項目を平均化したもの」とする。①については，例えばエネルギー摂取量が1000kcalでタンパク質が20gの者の場合は，2000kcalの場合は2倍の40gだったものとして算出する（計算式としては，「たんぱく質摂取量/エネルギー摂取量×2000」として示される）。なお，40gだとすると日本人の食事摂取基準（2020年版）の推奨量の80%（40/50×100）ということになる*32。これを**Rコマンダー画面のアクティブデータセット → 変数の操作 → 計算式を入力して新たな変数を作成する** を選択し，**計算式**に作成する場合は**図表10-21**の通りとなる。このような計算を9種類の栄養成分について，それぞれ計算する。Rスクリプトで示すと，**図表10-22**のようになる。

❷ 9項目を足し合わせて平均化する（**Rコマンダー画面のアクティブデータセット → 変数の操作 → 計算式を入力して新たな変数を作成する** を選択し，**計算式**に「**（Nut1たんぱく質の比+Nut2食物繊維総量の**

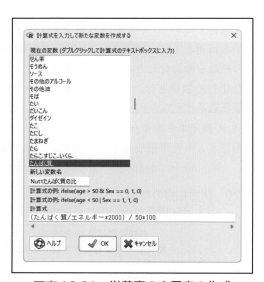

図表 10-21　栄養素の充足率の作成

図表 10-22　栄養素の充足率を作成する R スクリプト

```
Dataset$たんぱく質の比 <- with(Dataset, （たんぱく質/エネルギー*2000） /50*100)
Dataset$食物繊維総量の比 <- with(Dataset, （食物繊維総量/エネルギー*2000） /18*100)
Dataset$レチノール活性当量の比 <- with(Dataset, （レチノール活性当量/エネルギー*2000） /650*100)
Dataset$ビタミンCの比 <- with(Dataset, （ビタミンC/エネルギー*2000） /100*100)
Dataset$αトコフェロールの比 <- with(Dataset, （α.トコフェロール/エネルギー*2000） /5.0*100)
Dataset$カルシウムの比 <- with(Dataset, （カルシウム/エネルギー*2000） /650*100)
Dataset$鉄の比 <- with(Dataset, （鉄/エネルギー*2000） /10.5*100)
Dataset$カリウムの比 <- with(Dataset, （カリウム/エネルギー*2000） /2000*100)
Dataset$マグネシウムの比 <- with(Dataset, （マグネシウム/エネルギー*2000） /270*100)
```

比+Nut3レチノール活性当量の比+Nut4ビタミンCの比+ Nut5αトコフェロールの比+Nut6カルシウムの比+Nut7鉄の比+ Nut8カリウムの比+Nut9マグネシウムの比)/9」と入力している）（図表10-23）^{*33}。

❸ 作成した総合指標の変数の分布を確認する。Rコマンダー画面の**統計解析 → 連続変数の解析 → 連続変数の要約**を選択し、平均値や標準偏差を算出する（図表10-24）。また、グラフとしてヒストグラムで表示するため、Rコマンダー画面の**グラフと表 → ヒストグラム**を選択する（図表10-25）。ヒストグラムによって、殆どの者は150以下であるものの、1人だけ200を超える者が存在すること等がわかる。

❹ 食事パターンスコアと総合指標との相関を確認する。まず視覚的に大まかな相関関係や外れ値の有無を把握するために、Rコマンダー画面の**グラフと表 → 散布図**を選択して散布図を作成する（図表10-26）。1人だけ200を超える者が存在していたことにより、結果が見にくくなっているように思われるが、とりあえず無視して次に相関係数を算出する。ここではSpearmanの順位相関係数を用いるものとし、Rコマンダー画面の**統計解析 → ノンパラメトリック検定 → 相関係数の検定（Spearmanの順位相関係数）**を選択して算出する。Spearmanの順位相関係数は0.374（P=0.0174）で、統計学的に有意な相関であることがわかる。

ちなみに、総合指標が200を超えている1人を除いた場合（総合指標が200未満の者だけを対象とした場合）も感度分析^{*34}（サブ解析）として

*33 9で割って9項目を平均化しなくても評価指標としては変わらないが、分かりやすくするための配慮である。

*34 感度分析：メインの解析から特定の条件を変えた場合の分析のこと。これにより特定の条件としたものの主結果への影響を把握できる。

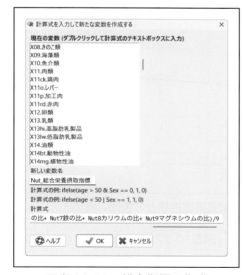

図表 10-23 総合指標の作成

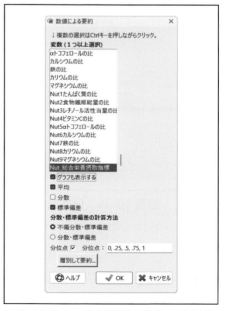

図表 10-24 総合指標の分布の確認①

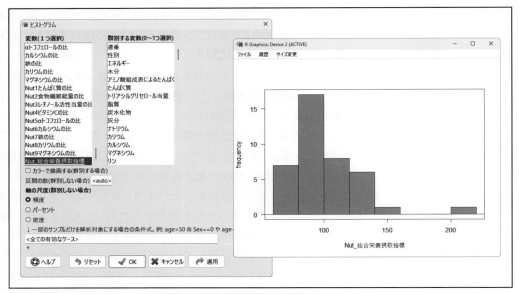

図表 10-25　総合指標の分布の確認②

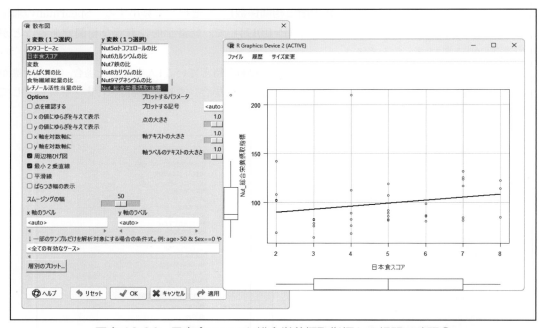

図表 10-26　日本食スコアと総合栄養摂取指標との相関の確認①

確認してみることにする（**図表10-27**）。この場合でも順位相関係数は
0.411（P=0.00943）で，統計学的に有意な相関があることが確認できる。
人によっては，先ほどの結果よりも散布図がより右肩上がりの傾向が強
くなっていて相関がかなり強くなったように感じるかもしれないが，

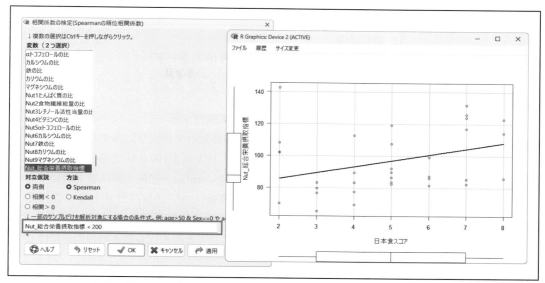

図表 10-27　日本食スコアと総合栄養摂取指標との相関の確認②

200を超えている者がいなくなったことにより縦軸の縮尺が変わっただけで，相関の程度はそれほど違わない。

▶ 解説

・筆者らの研究[4]では，この演習で使用した9種類に加えて，ほどほどに摂取すべき栄養成分としてナトリウム・飽和脂肪酸の2つについても指標に採用している。
・今回の演習では，過剰摂取に該当する者がいないだろうという前提で，日本人の食事摂取基準（2020年版）の推奨量・目安量の充足のしやすさのようなものを評価しているが，本来的な栄養管理においては過剰摂取も考慮した適量を目指す考え方が重要であるので，注意してほしい。

演習・実習 10-12　9種類の各栄養成分との関連

演習・実習10-11の結果に対する理解を深めるために，総合指標ではなく，9種類の各栄養成分をアウトカム指標とした場合の相関を確認しよう。また，食事パターンのスコアを高い・低いの2群に分けて，レーダーチャートを作成しよう。

▶ 手順・流れ

1）事前準備

❶ 演習・実習10-10と演習・実習10-11を完了していること。

❷ 統計解析ソフト「EZR」が利用できるPCを用意する。

2）9種類の各栄養成分との相関を確認する

❶ 演習・実習10-11で作成した9種類の栄養成分に関する日本人の食事摂取基準（2020年版）の推奨量・目安量を100とした場合の比を計算した指標を使用する[*35]。ここではSpearmanの順位相関係数を用いるものとし，**Rコマンダー画面**の**統計解析 → ノンパラメトリック検定 → 相関係数の検定（Spearmanの順位相関係数）** を選択して算出する。図表10-28の例では，日本食スコアとたんぱく質との相関を計算している。

❷ 計算した9種類の栄養成分に対する相関係数を表にまとめる。デモデータでの日本食スコアとの相関は図表10-29の通りである。相関係数の高さを相対的に比較して，9種類の栄養成分のうち，どの項目との相関が強かったのかを確認する。図表10-29の例では鉄・食物繊維・ビタミンE等との相関が比較的強かったことから，演習・実習10-10で確認した総合指標に対する相関が高かった理由として，特に日本食スコアが鉄・食物繊維・ビタミンEとの相関が特に寄与していたことが推察できる。今回の例は相関係数が負（マイナス）の値になったものが見られなかったが，もし仮にカルシウムの相関係数が−0.147だったとすれば，日本食

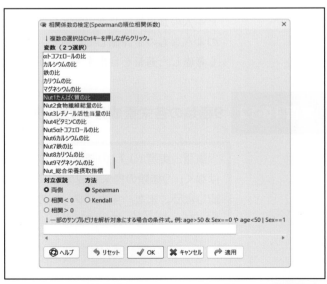

図表 10-28　日本食スコアとたんぱく質との相関の計算

[*35] 基準に照らした「充足率」を示すものではないので留意されたい。

図表10-29　日本食スコアと9種類の栄養成分の指標

	Spearmanの順位相関係数
たんぱく質	0.242
食物繊維	0.421
ビタミンA	0.091
ビタミンC	0.353
ビタミンE（α-トコフェロール）	0.405
カルシウム	0.147
鉄	0.492
カリウム	0.269
マグネシウム	0.237

スコアが示す食事パターンはカルシウム摂取において欠点（改善の余地）があると推察することができる。

3）表とレーダーチャートを作成し9種類の各栄養成分との関連を確認

❶　今度は相関係数ではなく，平均値で比較する。食事パターンのスコアが高い群と低い群で9種類の各栄養成分の平均値にどのくらい差があるのかを比較することになるが，食事パターンのスコアが多くなるほど結果が解釈しづらくなる（レーダーチャートが見づらくなる）ので，ここでは中央値以上かどうかで2群に分けて結果を示すものとする。まずRコマンダー画面の**統計解析　→　連続変数の解析　→　連続変数の要約**を選択して中央値を算出する。次にRコマンダー画面の**アクティブデータセット　→　変数の操作　→　連続変数を指定した閾値で2群に分けた新しい変数を作成する**　を選択して中央値以上かどうかで2カテゴリに区分する（図表10-30は，日本食スコアを5点以上かどうかで2カテゴリにした変数「日本食スコア2c」を作成する様子）。

❷　9項目の栄養成分を食事パターンのスコアの2値変数で比較する。図表10-31の例では，たんぱく質の平均値を比較している。日本食スコアが中央値未満の群［日本食スコア2c=1］では147.8，日本食スコアが中央値以上の群［日本食スコア2c=2］では153.8と，後者がやや高い値であったが，統計学的な有意差は認められなかった。

❸　算出した9種類の栄養成分の平均値（標準偏差）を表にまとめる。デモデータの日本食スコアの例については図表10-32の通りである。この例でも鉄・食物繊維・ビタミンE等が他の項目に比べて差が大きいことがわかる。しかし，今回の例ではビタミンAの低群で標準偏差が217.3と平均値よりも大きな値となっている点に注意が必要である（このような場合は，本来，平均値を比べることは適切とは言い難い）。これはビタ

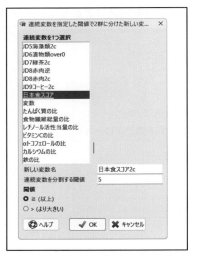

図表 10-30 「日本食スコア 2c」の作成

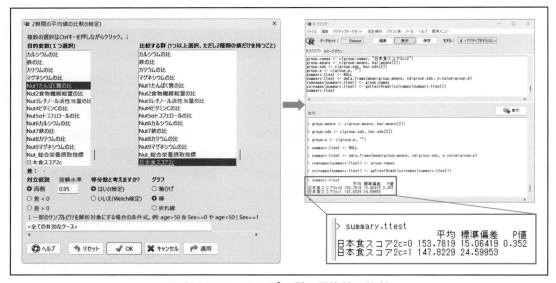

```
> summary.ttest
                  平均 標準偏差   P値
日本食スコア2c=0 153.7819 15.06419 0.352
日本食スコア2c=1 147.8229 24.59953
```

図表 10-31 たんぱく質の平均値の比較

ミンAが1135.4（4262μgRAE）であった1人のケースが平均値を大きく引っ張ってしまったためである。4262μgRAEという値は日本人の食事摂取基準（2020年版）の耐容上限量2700μgRAEを大きく上回る摂取量であるので、この場合には食事調査のデータが正しく入力されていたのか見直すことも重要と考えられる[36]。

❹　次に9種類の栄養成分の平均値をレーダーチャートに示す。デモデータの日本食スコアの例については図表10-33の通りである。Excelで図表10-32のような入力を行えば、あとはグラフの作成からレーダー

*36　現実の調査データで必ずこのような外れ値が生じるとは限らないが、このようなケースにも対応できるように結果を確認する習慣をつけてほしい。

図表 10-32　日本食スコアの群別にみた 9 種類の栄養成分の平均（標準偏差）

	日本食スコア		P値（t検定）
	低群（＜ 5 点）	高群（≧ 5 点）	
たんぱく質	147.8 (24.6)	153.8 (15.1)	0.352
食物繊維	52.7 (16.5)	70.0 (24.8)	0.016
ビタミンA	161.8 (254.5)	104.1 (38.4)	0.299
ビタミンC	37.3 (10.4)	59.4 (45.1)	0.049
ビタミンE	109.3 (31.2)	136.8 (33.0)	0.011
カルシウム	75.8 (72.6)	67.4 (23.1)	0.611
鉄	71.6 (19.3)	89.1 (21.5)	0.011
カリウム	105.3 (29.6)	118.9 (29.2)	0.153
マグネシウム	96.8 (22.6)	122.5 (53.5)	0.065

チャートを選択するだけでこのように作成することができる（ここでは前述のビタミンAの問題は無視してビタミンAも含めたグラフを作成している）。図表10-33に示される情報は，結局のところ図表10-32と同様であるが，視覚的に解釈しやすいものと思われる。例えば，食物繊維・ビタミンC・カルシウムは，エネルギーを2000kcalに標準化したとしても，平均値が日本人の食事摂取基準（2020年版）の推奨量・目安量を下回っていることが視覚的に把握できる。

▶ 解説

- 今回の演習では，ビタミンAの例を通じてデータの外れ値があった場合の平均値の解釈の問題についても取り上げた。図表10-29（p.127参照）のSpearmanの順位相関係数は，ノンパラメトリックな解析手法であるので，比較的影響を受けにくいとはいえ，やはり適切なデータであるのか注意する必要はある。本書では解析に必要な作業のみを記載したが，実際には1つ1つの作業ごとに確認作業を併せて行うことが重要である。

- レーダーチャートは学術的にそれらしい報告資料に見えるかもしれないが，平均値を示す場合には標準偏差・標準誤差・信頼区間等のバラつきや平均値の確からしさを示す指標を掲載することが望ましいので，この演習のように理想的には表もレーダーチャートも両方作成して確認すべきである。

- この演習では，日本食スコアを中央値以上かで2群に分けて平均値を比較したが，解析対象者数が確保できている場合には，食事パターンスコアの上位25％と下位25％の両極端の集団を比較する方が適切かもしれない。

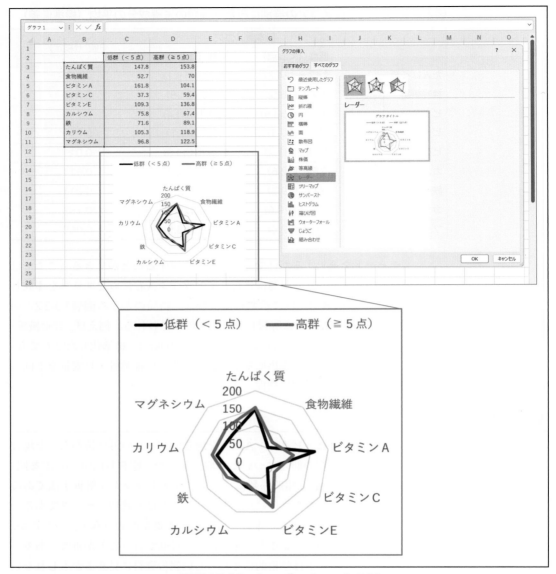

図表 10-33　レーダーチャートの例

演習・実習 10-13　発表とディスカッション

　演習・実習10-9〜12で得られた成果を元に，発表資料の作成を行おう。

▶ 手順・流れ

1）事前準備

❶ 演習・実習10-9～12を完了していること。

❷ PowerPoint等のプレゼンテーション作成ツールが利用できるPCを用意する。

2）発表用のスライドを作成する：

❶ PowerPoint等のプレゼンテーション作成ツールを用いて，図表10-34の内容を標準とする発表資料を作成する。

3）発表とディスカッション：

❶ スライドをもとに各グループから発表を行う。

❷ 質疑応答：内容は自由であるが，特に発表を聞く際に心がけてほしい論点を2つ挙げる。第一に「妥当性の高い項目を用いて食事パターンを定義することができているか」である。ただ単に自分達が好きな項目を食事パターンのスコアに選択しているだけだと妥当性は担保されないので，まず食事パターンに使った項目がより有用なものであるかに着目しよう。第二に「総合指標との関連（相関）が期待通りといえるか」も基本的な着目すべき点である。この演習では各栄養成分の相関や平均値の結果から考えて総合指標との相関の結果が矛盾しないかを検討してほしい。また「○○なので必ずしも期待した結果になっていなかったのではないか」という批判的な視点で吟味することが重要である。事例では，総合指標が200を超えている1人を含むか含まないかで結果の印象は若干異なっていたが，事務的に作業を行ってしまうと含んだ結果しか確認しなかったことになるので，この場合には「総合指標が200を超えている1人は外れ値かもしれないので除外した方が良かったのではないか」とコメントできることが重要だろう。

図表 10-34　発表内容

・タイトル
・背景・目的・仮説
・方法：解析対象者（属性，人数），解析方法，食事パターンのスコアの定義（計算方法）
・検討に用いたデータの妥当性（＊検討できた場合のみ）
・食事パターンのスコアと総合指標との相関
（散布図に①相関係数と②総合指標の平均±標準偏差を記入したものを作成）
・食事パターンのスコアと各栄養成分との相関
・食事パターンのスコア別の各栄養成分の平均値（レーダーチャート）
・考察・反省

図表 10-35 総合指標に対する相関係数（参考）

スコア	相関係数
完全菜食主義者スコア	0.796
健康型食事パターンスコア	0.717
美容健康志向インデックススコア	0.693
ベジタリアンスコア	0.531
メキシコ料理スコア	0.328
DASH食？スコア	0.008
不摂生スコア	−0.566

▶ 解説

- 本書の架空のデモデータを用いて日本食スコアの例になぞって作業するだけでは，作業の仕方を学ぶことはできたとしても，興味のある食事パターンのスコアを定義できたかを検討したことにはならないので，味気ないかもしれない。実際のデータを用いて，独自の食事パターンのスコアを考案し，解析・評価することを推奨する。なお，演習・実習10-9の解説で学生が考案したスコアについて，ある実際のデータを用いて総合指標に対する相関係数を算出したところ，図表10-35のような結果となった。同じデータセット・アウトカム指標で，色々なスコアを横並びに比較することで，栄養素の観点からみた食品摂取の特徴等を考察することにもつなげてほしい。

- この演習では，食事内容の法則性を探る1つの事例として食品摂取のみから定義する比較的単純な食事パターンを挙げた。世界中の文献を探すと，様々な食事パターンが提唱されており，スコアの定義の仕方も様々で非常に興味深いものが多数存在するので，興味のある人は是非続けて学んでほしい。

- 繰り返しになるが，本書のデモデータは架空のものである。決して研究（卒業論文研究を含む）に誤用することのないように注意してほしい。

参考文献

1) Moshfegh AJ, et al.: The US Department of Agriculture Automated Multiple-Pass Method reduces bias in the collection of energy intakes. Am J Clin Nutr, 8(2), 2008, pp.324-332.

2) 石原淳子，高地リベカ監修：Excelアドインソフト「栄養プラス」/食物摂取頻度調査票　FFQ NEXT，建帛社，2022.

3) Yokoyama Y, et al.: Validity of Short and Long Self-Administered Food Frequency Questionnaires in Ranking Dietary Intake in Middle-Aged and Elderly Japanese in the Japan Public Health Center-Based Prospective Study for the Next Generation (JPHC-NEXT) Protocol Area, J Epidemiol, 26(8), 2016, pp.420-432.

4) Tomata Y, et al.: Nutritional characteristics of the Japanese diet: A cross-sectional study of the correlation between Japanese Diet Index and nutrient intake among community-based elderly Japanese, Nutrition, 57, 2019, pp.115-121.

5) Zhang S, et al.: A cross-sectional study of the associations between the traditional Japanese diet and nutrient intakes: the NILS-LSA project, Nutr J, 18(43), 2019.

PP モデル

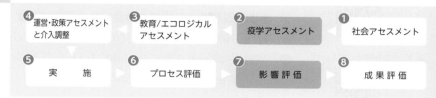

④ 運営・政策アセスメント　③ 教育/エコロジカル　② 疫学アセスメント　① 社会アセスメント
と介入調整　　　　　　　アセスメント

⑤ 実　施　　⑥ プロセス評価　　⑦ 影響評価　　⑧ 成果評価

■ 評価基準

	A	B	C
食事摂取基準の策定方針の理解	食事摂取基準の各指標の策定目的を理解し，個人の評価と集団の評価を行う場合の活用方法の違いを自分の言葉で説明できる	食事摂取基準で用いられている5つの指標を挙げ，策定目的を説明できる	食事摂取基準で用いられている5つの指標を挙げることができる
アセスメントのためのデータ解析	必要なExcel関数を自分で判断して，アセスメントに必要な記述統計を行うことができる	Excel関数を用いて，記述統計量を算出できる	記述統計に必要なExcel関数を知っている
食事摂取基準を用いた集団の評価	集団の評価に必要な指標を選択し，算出した記述統計量との比較に基づいて評価を行い，自分の言葉で論理的に説明できる	集団の評価に必要な指標を選択し，算出した記述統計量との比較に基づいて，評価を行うことができる	集団の評価に必要な指標を選択できる

演習・実習 11-1　食事摂取基準を用いた対象集団の栄養摂取状況の評価

　秤量食事記録調査のデータを用いて，50～60歳代の男女の栄養摂取状況を評価しよう。

▶ 手順・流れ

1）事前準備

❶　Excelを用いた基本統計量の算出方法，ヒストグラムの作成方法を復習しておく。

❷　秤量食事記録による食事調査方法について，データ収集上のメリット・デメリットや集められたデータの特性を理解しておく。

❸　インターネットに接続でき，ExcelがインストールされたPCを用意する。

❹　File11-1[*1]をダウンロードする。

＊1　11-A（File11-1）

＊2　11-B（リンク11-1）

2）食事摂取基準の各指標の策定目的と活用に関する基本的事項の確認

❶　厚生労働省の「日本人の食事摂取基準」のWebページ[*2]を開く。

❷　実習用のExcelファイル（File11-1）を開き，シート「11-1」に移動し，表「1. 食事摂取基準の各指標の策定目的と活用方法をまとめよう」を表示させる。

❸　この表に，食事摂取基準の各指標の策定目的を自分の言葉でまとめる。また，各指標の活用方法については，個人の評価を行う場合と集団の評価を行う場合に分けてまとめる。

3）対象者特性の記述統計量の算出

❶　実習用のExcelファイル（File11-1）のシート「11-3（男性）」「11-4（女性）」に移動する。これは，2日間の秤量食事記録調査の結果を平均した，50〜60代男女の栄養素等摂取量データである。ここでは，シート「11-3（男性）」のデータを使って手順を説明する。

❷　シートには，1人分のデータが1行に入力されている。始めに，このシートに含まれる人数を調べる。データの個数を知りたいセル範囲を選択すると，画面右下のステータスバーに「データの個数」が表示される[*3]。

＊3　COUNT関数（範囲内の数値の個数を数える）を用いてもよい。

❸　実習用のExcelファイル（File11-1）のシート「11-2」に移動する。「1. 対象集団の概要」の表頭にある「男性（n= ）」のイコール記号に続いて，調べた人数を入力する。nはnumberの頭文字で，人数を示すときに用いられる。

❹　実習用のExcelファイル（File11-1）のシート「11-3（男性）」に移動する。このシートには，食事摂取基準の評価に必要な項目として，「BMI（D列）」，「たんぱく質E%（G列）」，「脂質E%（I列）」，「飽和脂肪酸E%（K列）」，「炭水化物E%（O列）」を追加してある。BMIはBody Mass Index，E%はここでは総エネルギー摂取量に占める割合のことを示す。E%については，計算式を入力して個人の値を計算する[*4]。

❺　年齢，BMIの平均値と標準偏差を計算する。

＊4　たんぱく質E%は，たんぱく質摂取量(g/日)×4(kcal/g)÷総エネルギー摂取量(kcal)×100で求められる。

❻　実習用のExcelファイル（File11-1）のシート「11-2」に移動する。「1. 対象集団の特性」の表に，上記❺の計算結果を入力する。

4）エネルギー摂取量の評価

❶　実習用のExcelファイル（File11-1）のシート「11-2」に移動する。「2. エネルギー摂取量の評価」の表に，食事摂取基準で定められている評価指標と目標とする範囲をまとめる[*5]。

❷　上記❶でまとめた目標とする範囲内外の者の割合を算出し，エネルギー摂取量の評価を行い，表中に文章としてまとめる。

> ＊5　厚生労働省の「日本人の食事摂取基準（2020年版）」の「Ⅱ各論」から該当箇所を参照する。

5）食事摂取基準一覧表の作成

❶　実習用のExcelファイル（File11-1）のシート「11-2」に移動し，対象集団の年齢区分に該当する基準値を「3. 栄養素摂取量の評価」の表にまとめる[*5]。基準値が定められていない項目については，「-（ハイフン）」を入力して，区別できるようにしておくとよい。

6）各栄養素等摂取量の記述統計量の計算

❶　実習用のExcelファイル（File11-1）のシート「11-3（男性）」に移動する。

❷　各栄養素摂取量について，集団の評価に必要な基準値に対する該当者の割合[*6]及び摂取量の中央値[*7]を計算する。

❸　実習用のExcelファイル（File11-1）のシート「11-2」に移動する。「3.栄養素摂取量の評価」の表に，上記❷の集計結果を入力する。これで，食事摂取基準の基準値と対象集団の摂取量を比較する準備が整った。

> ＊6　COUNTIF関数を用いると，条件に合致する人数を調べることができる。この人数を，全体の人数で割れば，割合が計算できる。

> ＊7　中央値の算出にはMEDIAN関数を用いる。

7）栄養素摂取量の評価と改善の方向性

❶　実習用のExcelファイル（File11-1）のシート「11-2」に移動する。

❷　「3.栄養素摂取量の評価」の表にまとめた基準値と対象集団の記述統計量を比較し，栄養摂取状況の評価を行う。評価結果は，表中の「評価」の欄に文章でまとめる。

❸　改善の方向性について，評価の結果に基づき，表中の「改善の方向性」の欄に文章でまとめる。アセスメントや改善計画については，図表11-1，図表11-2を参照のこと。

1) 食事摂取基準

日本人の食事摂取基準は，健康な個人及び集団を対象に策定されており，国民の健康の保持・増進，生活習慣病の予防のために参照するエネルギー及び栄養素の摂取量の基準を示したものである。

食事摂取基準の全体構成は大きく分けて「I総論」と「II各論」からな

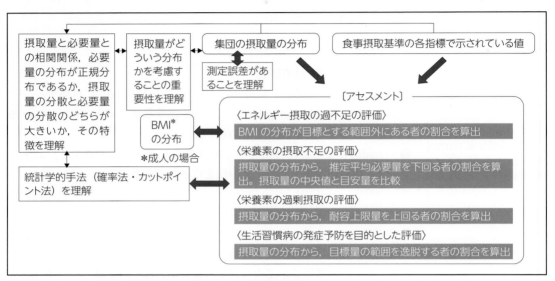

図表 11-1　食事改善（集団）を目的とした食事摂取基準の活用による食事摂取状況のアセスメント
（文献1より引用）

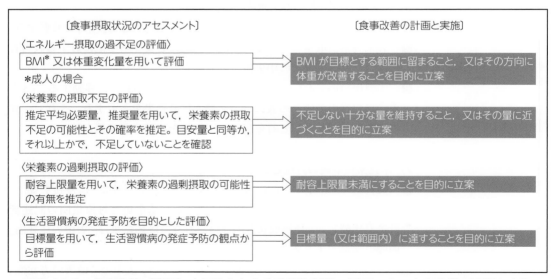

図表 11-2　食事改善（集団）を目的とした食事摂取基準の活用による食事改善の計画と実施
（文献1より引用）

る。「Ⅰ総論」には，策定方針，策定の基本的事項，策定の留意事項，活用に関する基本的事項，今後の課題が記載されている。「Ⅱ各論」には，栄養素別に食事摂取基準が定められている。

　この食事摂取基準の1番のポイントは，図表11-3に示すように，基準の策定に確率的な概念が導入されている点である。個人の必要量には個人間差があることから，例えば太郎君の栄養素Aの摂取量が推定平均必要量よりも少なかったからといって，太郎君の必要量に対して「不足している」とは言い切れない。従って，推定平均必要量を用いた個人の評価では，あくまで「50%の確率で不足のリスクがある」と解釈する必要がある。

2）カットポイント法による集団の評価

　集団における摂取不足の評価を行う際にも，推定平均必要量が用いられる。集団の習慣的な摂取量が推定平均必要量に近しい場合は，集団の50%が不足者だと推定できる。この判断の根拠には，カットポイント法（図表11-4）が用いられている。カットポイント法は，推定平均必要量未満の者の割合が，集団の不足者の割合と推定できる方法である[1～3]。

　図表11-4は，カットポイント法の概念図である。横軸（x軸）に個人の摂取量，縦軸（y軸）に個人の必要量をとった散布図であり，(1) 摂取量と必要量は相関しない（必要量を個人が知ることはできないため），(2) それぞれの分布が正規分布に従う，(3) 摂取量の平均値が推定平均必要量付近にあると仮定している。

　摂取量と必要量が等しくなる境界はy=xの直線で示されており，摂取量よりも必要量が多い者（y>x），つまり不足している者は，このy=xの直線の上側にある領域④⑤⑥にいる者である。この割合を簡単に知るために，

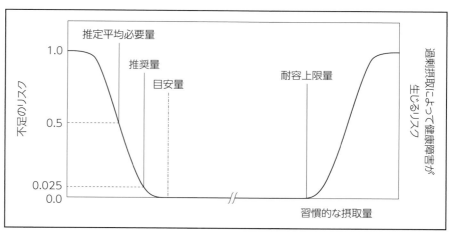

図表 11-3　食事摂取基準の各指標（推定平均必要量，推奨量，目安量，耐用上限量）を理解するための概念図
（文献1より引用）

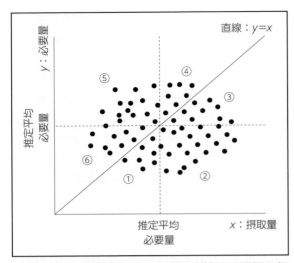

図表 11-4 　集団における食事摂取状況の評価を行うための方法（カットポイント法）の概念
　（文献1より引用）

カットポイント法が用いられる。この散布図では，摂取量と必要量は無相関であることを仮定しているため，x＝推定平均必要量とy＝推定平均必要量という2つの点線を加えると，交点を中心として対角にある領域の人数はおおむね等しくなる。すると，領域①と領域④の人数はおおむね等しいと考えられ，不足者は領域①⑤⑥の人数と等しくなる。ここで，摂取量の分布は正規分布に従う，摂取量の平均値が推定平均必要量付近にある，という2つの仮定（2）（3）から，不足者を示す領域①⑤⑥の割合は約50%となることが導き出される。ただし，カットポイント法では，誰が必要量を満たしていないのかを判定できないことに，留意しなければならない。

3）集団における摂取量の分布推定

　食事摂取基準を用いて集団の食事摂取状況を評価するためには，集団の「習慣的な摂取量」の分布を把握する必要がある。しかし，現行の国民健康・栄養調査のように，1日のみの食事記録調査では，集団の「習慣的な摂取量」の分布を正しく知ることはできない。図表11-5は，食事調査の日数別に推定した，栄養素摂取量が不足あるいは過剰の可能性のある者の割合である。例えば，男性のたんぱく質摂取量では，推定平均必要量である50g/

図表 11-5 　調査日別に見た，栄養素摂取量が不足又は過剰している可能性のある者の割合（%）
(50～69歳の男性，各季節に3日間ずつ合計12日間にわたって行われた秤量食事記録調査による)[1]

栄養素	男性（208人）				女性（251人）			
	判別に用いた閾値	調査日数			判別に用いた閾値	調査日数		
		1	3	12		1	3[2]	12
たんぱく質　（g/日）	＜ 50	3.9	1.0	0.0	＜ 40	2.4	0.0	0.0
脂質　（g/日）	25 ≦	27.9	22.1	24.9	25 ≦	39.8	37.8	43.0
食塩　（g/日）	10 ≦	74.0	86.5	90.9	8 ≦	82.5	88.4	96.0
葉酸　（μg/日）	＜ 200	5.8	2.9	0.5	＜ 200	6.4	3.2	1.2
ビタミンC　（mg/日）	＜ 85	27.9	21.6	19.7	＜ 85	25.1	17.1	15.1
カルシウム　（mg/日）	＜ 600	48.6	47.1	46.2	＜ 600	48.2	48.6	45.0
鉄　（mg/日）	＜ 6	7.2	3.4	1.0	＜ 5.5	6.0	3.2	2.0

＊1 　摂取量分布が正規分布に近くなるように関数変換を行った上で栄養素摂取量が不足又は過剰している可能性のある者の割合を計算した。
＊2 　秋に実施した3日間調査による。
（文献1の表（文献4を参考文献として作成）より改変引用）

日未満の者の割合は，調査日が1日の場合に3.9%であるのに対して，12日間の場合では0%であった。調査日数によって集団における摂取量の分布が変わり，アセスメント結果に影響が生じていることがわかる。一般的に，食事調査日数が少ないと摂取量の分布の幅が広くなるため，カットポイント法により不足者あるいは過剰者の割合を推定しようとすると，過大評価をする可能性がある。

　集団の「習慣的な摂取量」の分布を得るためには，食事調査の日数を増やす必要があるが，調査者側のコストや対象者側の負担を考えると，長期間にわたる調査はあまり現実的ではない。このような状況に対して，最低2日間の食事調査結果から，統計学的な手法を用いて集団の「習慣的な摂取量」の分布を推定する方法が開発されている[2]。

参考文献

1) 厚生労働省：日本人の食事摂取基準策定検討会報告書　日本人の食事摂取基準（2020年版），2019.
2) 横山徹爾：習慣的な食事摂取量の分布を推定するための理論と実際—集団への食事摂取基準の適用の観点から—，栄養学雑誌，71（Supple 1），2013，pp.S7-S14.
3) Ishiwaki A, et al.: A statistical approach for estimating the distribution of usual dietary intake to assess nutritionally at-risk populations based on the new Japanese Dietary Reference Intakes（DRIs）. J Nutr Sic Vitaminol, 53, 2007, pp.337-344.
4) 加藤勇太 他：高齢者福祉施設における「日本人の食事摂取基準」の活用方法に関する検討，日本臨床栄養学会雑誌，35(1)，2013，pp.13-29.
5) 横山徹爾：食事調査による習慣的な摂取量の分布推定プログラム ver.1.2，https://www.niph.go.jp/soshiki/07shougai/datakatsuyou/data/download/habitdist/index_j.html（アクセス日：2023年5月27日）.

＊8　11-C（File11-2）

発展学習

　Best-Power法を用いて集団の「習慣的な摂取量」の分布を推定するソフトウエアHabit-Dist[5]を紹介する。このソフトウエアに複数日の食事調査データを読み込み，カットオフ値を指定すると，集団の「習慣的な摂取量」に基づいてカットオフ該当者の人数とその割合が算出される（図表11-6参照）。詳細な使い方は，ソフトウエアに付属している説明書を参照のこと。

　File11-2[＊8]に，2日間の秤量食事記録のデータを用意した。この食事調査結果をIDごとに平均すると，File11-1の実習用データになる。このデータを用いて，たんぱく質及びビタミンAについて，集団の「習慣的な摂取量」の分布推定の有無による不足者割合を比較した（図表11-7参照）。その結果，いずれの栄養素においても，2日間の平均摂取の分布をもとに算出した場合に比べて，統計学的に集団の習慣的な摂取量の分布を推定した場合の方が不足者の割合が小さかった。2日間の食事調査結果を単純平均したデータでは，集団の摂取量の分布の幅が広くなるため，不足者の割合を過大評価したのだと考えられる。他の栄養素についても，推定結果を比較してみるとよい。

```
==============================================
分析変数：［たんぱく質］
分類変数：［性=F］
正規化方法＝最良べき乗変換（分散分析は変換後の値）
最良べき数＝0.666667（R-square=0.997091）
----------------------------------------------
データ数          340
平均         17.193467
分散         11.125019
標準偏差       3.335419
----------------------------------------------
人数      170
うち複数日調査の人数      170
複数日調査の平均日数（範囲） 2（2 - 2）

分散分析表
変動因      自由度        平方和          平均平方
モデル       169      2516.215327     14.888848
誤差        170      1255.165946      7.383329
全体        339      3771.381273     11.125019
----------------------------------------------
個人内分散（標準偏差）       7.383329（     2.717228）
個人間分散（標準偏差）       3.752759（     1.937204）
個人内／個人間分散比（標準偏差比） 1.967440（1.402655）
----------------------------------------------

     統計量      1日摂取量       習慣摂取量
     最小値     14.700000     38.116082
     1%点      30.222000     45.034434
     5%点      41.615000     53.945485
     10%点     46.600000     56.455797
     25%点     58.150000     63.907464
     50%点     71.050000     71.570172
     75%点     86.950000     80.631479
     90%点     99.850000     89.458033
     95%点    108.950000     92.717868
     99%点    126.831000    103.407245
     最大値    147.500000    107.296111
     平均      72.301471     72.301744
     標準偏差    20.761120     12.008583
     40未満%    4.411765%     0.588235%
```

図表 11-6　習慣的摂取量の分布推定プログラ
ム「Habit-Dist」の出力結果

図中の矢印は，女性のたんぱく質摂取量における推定
平均必要量（40g）未満の者の割合。

図表 11-7　集団の習慣的な摂取量の分布推定の有無による
不足者割合の比較

		男性	女性
たんぱく質	2日間の平均データ*1	0.7%	1.8%
	習慣摂取量のデータ*2	0%	0.6%
ビタミンA	2日間の平均データ*1	80%	61%
	習慣摂取量のデータ*2	59%	57%

*1　2日間の食事記録データの平均値（File11-1）から得られる分布を用いて，
　　カットポイント法に基づき推定平均必要量未満の割合を算出した場合。
*2　2日間の食事記録データ（File11-2）を用いて，習慣的な摂取量の分布
　　を推定するプログラム「Habit-Dist」により集団の習慣的摂取量の分布
　　を推定して，カットポイント法に基づき推定平均必要量未満の割合を算
　　出した場合。

Part **V**

公衆栄養マネジメント

事前学習 　□公衆栄養学：5-A，5-C

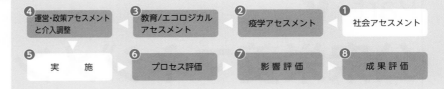

PP モデル

④ 運営・政策アセスメントと介入調整	③ 教育/エコロジカルアセスメント	② 疫学アセスメント	① 社会アセスメント
⑤ 実　施	⑥ プロセス評価	⑦ 影響評価	⑧ 成果評価

■ 評価基準

	A	B	C
優先課題の検討	課題の優先順位を決めることができる	優先順位の決め方を知っている	優先課題をきめる必要性について理解できる
目標達成（評価）時期に合わせた適切な指標の選択	目標達成（評価）時期に合わせた指標を並べた理由を説明できる	目標達成（評価）時期に合わせた指標があることを知っている	目標達成（評価）時期と指標について理解できる

演習・実習 12-1　　PAFの結果の読み取りと課題設定

＊1　集団寄与危険割合 (population attributable fraction, PAF)：詳細は，本Chapterの解説及びp.17，「2）寄与危険割合と集団寄与危険割合」参照。

＊2　12-A (File12-1)

　2015年の日本人のがんの要因に関する集団寄与危険割合 (PAF)[*1] の試算結果を図表12-1に示した[1]。集団全体のがん罹患のうち，特定の要因がなかった場合に予防できる割合を示すもので，課題の優先順位決定の大きな判断材料となる。ワークシート (File12-1[*2]) に従って，以下の点について整理しよう。
① 結果からわかることをまとめよう。
② 結果を優先課題決定のために使用するとしたら，どのような課題を設定し，どのような取り組みが考えられるか検討しよう。

▶ 手順・流れ

❶ インターネットに接続でき，WordがインストールされたPCを用意する。
❷ ワークシート (File12-1[*2]) をダウンロードする。
❸ 図表12-1を読み取り，ワークシート (File12-1) にまとめる。

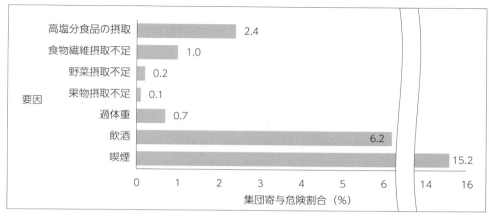

図表 12-1　集団寄与危険割合（PAF）

2015年の日本人のがん罹患のうち，何パーセントが予防可能かを試算した結果。
（文献1より一部改変）

発展学習　食塩過剰者と野菜摂取不足者の推定

　e-Statを用いて国民健康・栄養調査の結果を検索し，食塩過剰者と野菜摂取不足者のどちらが多いか考察しよう。なお，食塩摂取の基準は高血圧学会による推奨値である6g[2]とする。食塩摂取量の平均値と標準偏差を用いて分布を推定する（p.26,「(3) 正規分布・非正規分布」参照）[*3]。野菜摂取量は，「令和元年 国民健康・栄養調査結果の概要」に該当する者の割合の記載がある。

＊3　正規分布が前提とはなるが，次のように考えることができる：平均値±標準偏差の範囲に集団の67％が存在する。平均値－標準偏差の値より低い値を持つ者は，((100－67)/2)％存在する。

▶ 解説

1）優先課題の選定方法：エビデンスに基づく優先順位決定の考え方

　公衆栄養アセスメントにより抽出される課題は複数ある場合が多い。しかし，実際には時間や人材面，予算的な制約により，全ての課題を実施することは困難である。そのため，課題の優先順位を決め，取り組むべき優先課題を選定する必要がある。

　PAFは，集団全体の疾病（例えば図表12-1ではがん）のうち，曝露要因によって増加した部分の疾病の割合であり，逆に言えば，曝露を完全になくせばこの分だけ減らすことができる当該疾病の大きさ，すなわち疾病発生に対する曝露の影響の大きさを示す指標である。相対危険度と集団における曝露者の規模の両方が加味された指標であるPAFは，相対危険度が大きくても稀な曝露より，相対危険度が比較的小さくても地域に広く認める曝露の方が（例えば，女性においては喫煙よりも食塩過剰摂取の方が），大きな値を示すことがある。これらを判断材料として集団の（対象特性別に）課題の優先順位を決定するべきである。従って，エビデンスに依拠して公衆栄養マネジメントを展開するために最重要な指標と言えよう。

研究内容

　東京都内の65-84歳の男女7822名（男性3966名，女性3856名，平均年齢73.6歳）を対象に追跡研究を実施。

　その結果，それぞれの健康行動を実践した場合，集団全体で身体活動により6.8%，多様な食品摂取により5.6%，社会交流により3.1%の要介護化を予防できることが示された。身体活動・多様な食品摂取・社会交流の充足数が増えるほど，3.6年間の要介護化リスクが大きく低減するという量・反応関係が明示された。具体的には，高齢者全員が3つ全ての健康行動を充足した場合，その集団における3.6年間の要介護化（要支援・介護状態の新規発生）の集団寄与危険割合は16%減少することが示唆された。

研究例の優先順位への応用

　この場合，3つの健康行動のうち身体活動と多様な食品摂取のPAFが大きいことから，要介護化予防における公衆栄養マネジメントの中での優先順位決定プロセスでは多様な食品摂取を取り上げることが妥当と考えられる。一方，高齢者全員が3つ全ての健康行動を充足した場合，その集団における要介護化の集団寄与危険割合は16%も減少することが示唆されていることから，組み合わせて行うことが有効である。人々の健康は栄養面だけではなく，身体面，精神面の全ての行動から形成されていることを考えると，多職種連携の中で医師，保健師，健康運動指導士，精神保健福祉士等と協力して課題の設定を行い，地域の健康問題を協働して解決するために実施に移すことが望ましいと考えられる。その際には，上記に挙げたデータを明確に示し，効果的にプレゼンテーションすることにより多職種間での問題点を共有し解決に向けた取り組みが実現できる。

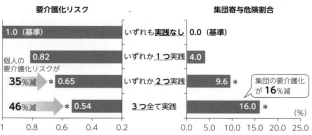

3つの健康行動と要介護化

健康行動別にみた要介護化の集団寄与危険割合

健康行動	集団寄与危険割合（%）
身体活動	6.8
多様な食品摂取	5.6
社会交流	3.1

それぞれの健康行動を実践した場合，集団全体で身体活動により 6.8%，多様な食品摂取により 5.6%，社会交流により 3.1% の要介護化を予防できる。

集団寄与危険割合：本研究では，身体活動・多様な食品摂取・社会交流の各基準を充足することで，集団の要介護化が何%減少するのかを表す。

身体活動・多様な食品摂取・社会交流行動の充足数別の要介護化リスクと集団寄与危険割合

年齢，性，独居，婚姻状態，教育歴，等価取得，体格，座位時間，既往歴，飲酒，喫煙，抑うつ，腰痛，膝痛，手段的日常生活動作障害の有無による影響を統計学的に調整。

身体活動：週 150 分以上の中高強度身体活動
食品摂取：食品摂取多様性得点 3 点以上
社会交流：週 1 回以上の対面 / 非対面交流

＊統計学的に有意

3つの健康行動をいずれも実践していない群と比較して，要介護化リスクは，いずれか2つ実践している群で35%，3つ全て実践している群で46%，それぞれ有意に低値を示した。
また，高齢者全員（3つ全ての健康行動をすでに充足している者を除く）が3つ全ての健康行動を充足した場合，その集団における3.6年間の要介護化は16%減少することが示唆された（右図）。

図表 12-2　論文で PAF を使用した実際の研究例
（文献3より作成）

下記①〜⑭の目標を達成可能と考えられる順に並べて，設定された目標の達成（評価）時期を考慮して，長期目標（10年程度），中期目標（3〜5年程度），短期目標（1年程度）に分類しよう。

①検査値の変化　　　　⑥意識の改善　　　　⑪健康寿命の延伸

②肥満度の変化　　　　⑦仲間や協力者の増加　⑫罹患率・有病率・

③行動変容　　　　　　⑧栄養状態の改善　　　　　　死亡率の減少

④生活習慣の改善　　　⑨正しい知識の普及　　⑬医療費の減少

⑤正しい知識の習得　　⑩健診受診率の上昇　　⑭QOLの向上

▶ 解説

*4　12-B（File12-2）

　　　上記演習・実習12-2の回答例を**File12-2**[*4]に示した。
　　取り組むべき課題を選定した後，実施された公衆栄養活動の結果を評価するために，課題についての適切な指標を選択し，目標値を設定することが必要となる。長期目標の他に，中期目標，短期目標と段階的に設定を行うことで達成状況の評価を容易にすることができる。また，目標の設定には，社会調査や疫学的診断による現状値を鑑みて，公衆栄養活動の展開後に目標とする具体的な数値（目標値）を設定する。この数値目標は，現実的で改善可能なラインであるかを考慮する必要がある。

参考文献

1）Inoue M, et al.: Burden of cancer attributable to modifiable factors in Japan in 2015, Global Health & Medicine, 4(1), 2022, pp.26-36.

2）日本高血圧学会　減塩・栄養委員会：高血圧の予防のためにも食塩制限を—日本高血圧学会減塩委員会よりの提言，https://www.jpnsh.jp/com_salt.html（アクセス日：2023年7月26日）.

3）Seino S, et al.: Combined Impacts of Physical Activity, Dietary Variety, and Social Interaction on Incident Functional Disability in Older Japanese Adults, Journal of Epidemiology, 33(7), 2023, pp.350-359.

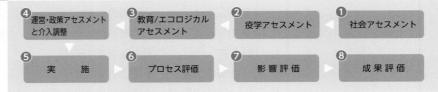

事前学習　□公衆栄養学：5-D

PP モデル

④ 運営・政策アセスメント と介入調整　③ 教育/エコロジカル アセスメント　② 疫学アセスメント　① 社会アセスメント

⑤ 実　　施　⑥ プロセス評価　⑦ 影　響　評　価　⑧ 成　果　評　価

■ 評価基準

	A	B	C
事業計画策定の意義	事業計画を策定することの意義が説明できる	事業計画を策定することの意義を理解できる	事業計画を策定することの意義について部分的に理解できる
事業計画策定	対象者，予防目的とする疾病の違いにかかわらず計画を策定できる	計画書の項目を記入することができる	計画書の項目について理解できる

演習・実習 13-1　計画策定のためのアセスメント結果のまとめと目標値設定

*1　13-A（File13-1）

　　記入例（**図表13-1**）を参考に，下記の点について，ワークシート（**File13-1**[*1]）にまとめよう。
① 自分に身近な都道府県や市町村の「地域の健康・栄養面の課題」について，アセスメントの結果をまとめよう。
② 行政におけるこれまでの取り組みの経緯を踏まえた上で目標値を設定し，目標値を達成するための今後の取り組み内容についてまとめよう。

▶ 手順・流れ

❶ インターネットに接続でき，WordがインストールされたPCを用意する。
❷ ワークシート（File13-1[*1]）をダウンロードする。
❸ ワークシート（File13-1）に従って作業を行う。

A市の課題まとめシート
テーマ（食塩の摂取量を減らす）

アセスメント結果 改善が必要と考えられる 健康・食生活上の課題	【現在の状況】食塩摂取量：成人1人1日あたり平均10.3g（平成21年） 【課題】健康日本21（第二次）の目標値8gに比べて多い
既存資料	市民健康・栄養調査（A市）
目標値（数値目標）	成人の食塩摂取量を10.3g→8gにする（健康日本21第二次の目標値）
これまでの取り組みの経緯	平成13年度（8年前）の調査では12.9gだった。現在は10.3gまで減少している
今後の取り組み内容	① 引き続きうす味を心がける栄養教育を行う ② 食塩が多く含まれる漬物や加工食品や調味料の摂取量を減らす ③ がんや高血圧症等の疾病と食塩摂取量との関連や，減塩の工夫等，減塩に関する知識の普及啓発に努める ④ 今まで減塩を実施していない対象者へのアプローチ法を検討する

Y市の課題まとめシート
テーマ（朝食を食べる市民の割合を増やす）

アセスメント結果 改善が必要と考えられる 健康・食生活上の課題	【現在の状況】朝食を食べる市民の割合75.8%（平成22年） 【課題】市民の4人に1人は朝食を食べていない。特に年代別では20歳代男性38.6%，30歳代男性45.3%と若年層の朝食摂取率の低さが見られる
既存資料	健康Y市21　健康に関する市民意識調査
目標値（数値目標）	市民の朝食摂取率を85%以上（目標値）
これまでの取り組みの経緯	平成15年の72.7%から平成22年は75.8%となった
今後の取り組み内容	① 引き続き朝食摂取についての栄養教育を行う ② 朝食摂取率の低い20歳代男性と30歳代男性への働きかけを強化する

図表 13-1　演習・実習 13-1 の記入例
（A市の課題まとめシートは文献1，Y市の課題まとめシートは文献2を参考に一部加筆）

▶ 解説

以下では，計画策定のプロセスについて解説する。計画は地域の現状を把握し，健康問題や課題を抽出する過程を経て策定される。

1）計画策定にあたっての心構え

市町村等の地方自治体の収入源の大部分は住民の納める税金である。そのため，行政組織として公平性，信頼性，継続性が保たれることが要求される。公衆栄養マネジメントプロセスの中で策定される計画は，実行されたら終わるものではなく，PDCAサイクルに基づいた評価・改善までを含んでいる。事業実施後にしっかりと見直しを行うことは次年度以降の事業の精度を向上させるとともに，住民の理解を得る上でも重要である。

2）全体計画達成を目的とした優先度決定におけるPAFの活用

効果的に事業を運営し全体計画の目的を達成する上でも，疾患発症に対する危険因子のPAFは役立つ。日本人を対象とした研究[3-4]において，脳

Table 2. HR and PAF of Stroke and CAD in CIRCS 1995–2000

Stroke

	No. at risk	Person-years	No. of cases	Crude incidence, per 1,000 person-years	Age-, sex- and community-adjusted HR (95% CI)	Multivariable HR (95% CI)§	PAF, %
Hypertension	5,156	62,624	279	4.5	2.6 (2.0–3.3)§	2.5 (2.0–3.3)§	46 (35–56)
High nonHDL-C	6,446	81,498	216	2.7	1.0 (0.8–1.2)	0.9 (0.7–1.1)	–
Low HDL-C	907	10,530	39	3.7	1.2 (0.8–1.6)	1.1 (0.8–1.5)	–
Hypertriglyceridemia	1,566	19,417	66	3.4	1.2 (0.9–1.6)	1.0 (0.8–1.4)	–
Hyperglycemia	1,401	15,873	86	5.4	1.6 (1.3–2.1)§	1.4 (1.1–1.8)‡	7 (2–12)
Atrial fibrillation	67	624	15	24.1	4.6 (2.7–7.8)§	4.9 (2.9–8.3)§	3 (1–5)
Current smoking	2,335	28,409	104	3.7	1.1 (0.8–1.5)	1.1 (0.8–1.6)	–
Heavy smoking	1,520	18,489	59	3.2	1.0 (0.7–1.5)	1.0 (0.7–1.5)	–
Current drinking	3,814	46,464	149	3.2	1.0 (0.8–1.4)	0.9 (0.7–1.3)	–
Heavy drinking	1,129	13,956	65	4.7	1.5 (1.0–2.1)*	1.2 (0.8–1.8)	–
MetS	1,308	15,866	51	3.2	2.7 (1.6–4.4)§	2.8 (1.7–4.7)§	9 (5–13)

CAD

	No. of cases	Crude incidence, per 1,000 person-years	Age-, sex- and community-adjusted HR (95% CI)	Multivariable HR (95% CI)§	PAF, %
Hypertension	93	1.5	1.8 (1.2–2.6)‡	1.8 (1.2–2.5)‡	29 (9–45)
High nonHDL-C	67	0.8	1.7 (1.1–2.6)†	1.4 (0.9–2.2)	20 (0–40)
Low HDL-C	28	2.7	2.2 (1.4–3.3)§	1.7 (1.1–2.6)†	8 (0–16)
Hypertriglyceridemia	35	1.8	1.8 (1.2–2.7)‡	1.4 (1.0–2.2)*	7 (0–17)
Hyperglycemia	33	2.1	1.6 (1.1–2.4)†	1.4 (1.0–2.2)*	7 (0–16)
Atrial fibrillation	3	4.8	–	–	–
Current smoking	57	2.0	1.8 (1.1–3.2)†	2.0 (1.1–3.5)†	21 (4–34)
Heavy smoking	46	2.5	2.4 (1.3–4.4)‡	2.6 (1.4–4.8)‡	21 (8–31)
Current drinking	59	1.3	0.6 (0.4–0.8)†	0.5 (0.3–0.8)‡	–
Heavy drinking	19	1.4	0.5 (0.3–0.9)†	0.4 (0.2–0.8)‡	–
MetS	25	1.6	1.7 (0.9–3.2)*	1.7 (0.9–3.2)	–

*$P<0.1$, †$P<0.05$, ‡$P<0.01$, §$P<0.001$. ‖Adjusted for age, sex, community, and other confounding variables including hypertension, high nonHDL-C, low HDL-C, hypertriglyceridemia, hyperglycemia, atrial fibrillation (only for stroke), smoking and drinking status. For MetS, HR was adjusted for age, sex, community, high nonHDL-C, atrial fibrillation (only for stroke), and smoking and drinking status. HRs and PAFs were calculated only when there were ≥5 cases. PAF was calculated only when the HR with adjustment for age, sex, and community was statistically significant ($P<0.05$). CI, confidence interval; HR, hazard ratio; PAF, population attributable fraction. Other abbreviations as in Table 1.

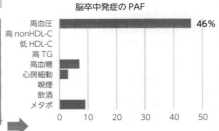

脳卒中発症の PAF

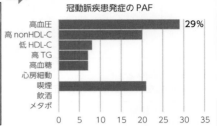

冠動脈疾患発症の PAF

図表 13-2　集団寄与危険割合 (PAF) を用いた論文と結果の要約
(Aは文献3より，Bは文献4より引用)

卒中発症，冠動脈疾患発症ともに高血圧のPAFが最も高かった（図表13-2）。これらの数値は，高血圧に関連の深い食塩摂取量の減少への取り組みを優先することの重要性を裏付ける知見である。

公衆栄養活動計画書（演習・実習13-2）に記載することで，客観的に事業の意義についての理解が得られ，事業実施が実現することが期待される。

3) 計画策定に際しての留意事項

① 目標を明確にする（事業の目的と他の事業との関連）

② 対象を明確にする（事業の対象者は誰か）

③ 実施内容・実施方法を検討する（目標と対象に沿った事業内容，実施方法を決める）

④ 実施時期・回数・時間の検討（目標，対象，事業内容，実施方法により決める）

⑤ 場所の検討（会場の広さやアクセスは，対象，内容等からみて適切か）

⑥ 事業の実施回数，対象人数，スタッフ数

⑦ 予算の検討（具体的な費用が計上されているか）

⑧ 事業効果の検討（事業評価の指標は何か，評価方法）

*2　13-B（File13-2）

> 　記入例（図表13-3）を参考にしながら，ワークシート（File13-2*2）を用いて，実際に計画を策定してみよう。

▶ 手順・流れ

❶　インターネットに接続でき，WordがインストールされたPCを用意する。

❷　ワークシート（File13-2）をダウンロードする。

❸　ワークシート（File13-2）に従って作業を行う。

図表 13-3　演習・実習 13-2 の記入例（公衆栄養活動計画書の例）

長期目標	○○年度までに高血圧の有病者の割合が20%減少する。
中期目標	受講者のうち望ましい行動変容がみられた人の割合が80%以上になる。
短期目標	○○年度の減塩教室受講者が，減塩について正しい知識を習得する。

計画名	健康と食生活教室　食塩摂取量の減少を目的とした事業計画
事業実施者	○○市○○区保健センター
対象地域（県，市町村）	○○県○○市
事業名・目標	高血圧予防を目的とした減塩教室実施計画
対象者・人数	地域住民　概ね30歳以上　1回20名
実施時期・回数・時間	5地域　2回シリーズ（春期1回，秋期1回）　10時～13時30分
実施場所	地域の公民館又は保健センターの調理実習室
モニタリング	●教室への参加者数（出席率）●食生活改善推進員との連携状況●血圧測定値●減塩方法の理解，減塩食の実践の状況
実施内容・実施方法	●「美味しく食塩摂取量を減らそう！」教室の実施　●健康と食生活教室の中で，春と秋の2回シリーズで減塩教室を開催する。●1回目：「あなたの塩分チェック1：塩分測定」自宅から持参した味噌汁の塩分濃度測定，春の減塩料理調理実習　●2回目：「あなたの塩分チェックシート」の記入と振り返り，秋の減塩料理調理実習，アンケート記入　●食材費として1人1回あたり500円を徴収
予算	●人件費：指導者（地域活動栄養士）7,500円/回×10回=75,000円●会場費：1,500円×10回=15,000円●資料印刷費：50円×20×10回=10,000円　支出合計100,000円
評価指標	参加者数，プログラム内容の理解度，行動変容ステージ，食塩摂取量の変化，アンケート等の結果から総合的に評価する。
その他	日本人40-74歳を対象としたCIRCS研究の結果から，脳卒中，冠動脈疾患発症の危険因子のPAFは高血圧が最も高い（脳卒中46%，冠動脈疾患29%）ことからも，高血圧のリスク因子である塩分摂取の減少による予防効果が期待できる。Kitamura A, et al. Circ J 2017;81:1022-1028

1) 予算項目

計画の中の予算の項目については，図表13-4を参考に記入する。実施計画である事業計画には必ず予算措置をともなうことから，他の事業と比較検討して，その公衆栄養活動の事業計画に予算をつけることが妥当であるかが審議される。十分な予算が配分されて事業の実施が可能になるかは，計画書の記載内容によることもあるため，客観的な根拠を示して，明確な計画の策定が必要である。

補足　モニタリング

モニタリングとは，事業が計画に基づいて行われているかどうか，また内容が適切かどうかを継続的に把握し，評価することである。例えばマンパワーや予算，備品が計画通りに使用されているか，実施の時期や順序は効果的か，目標の達成状況はどうか等を検討する。モニタリングによって，事業が計画通りに行われているかどうかを確認し，必要な場合には計画の軌道修正や調整を行う。計画策定後も，公衆栄養活動実施の過程においても，適宜計画の修正・変更等を行いながら実施していくことが必要である。

---

2) 計画策定後のチェック

計画を策定後，計画策定チェックシートを用いて，公衆栄養活動計画が必要な留意事項を満たしているかについてチェックし，不十分な点がある場合には修正を行う。

図表13-4　公衆栄養活動の実施に必要な予算計上の項目例

費用項目	内容
人件費	非常勤栄養士，運動指導員，臨時雇用者の費用
報償費	講師の謝金等
旅費	交通費及び日当等
需用費	事務用品，コピー代，広報費等
役務費	切手代，電話料金等
委託料	外部業者への一部委託費用
使用料及び賃借料	会場費，機器のリース料等
備品購入費	調理器具や運動器具の購入に要する経費

演習・実習 13-3　策定した計画のチェック

> 計画策定チェックシート（図表13-5）を用いて，自分で策定した計画がチェック項目を満たしているかをチェックしてみよう。

図表 13-5　計画策定チェックシート

チェック項目	チェック記入欄	
① 目標は明確であるか？	□　はい	□　いいえ
② 対象は明確であるか？	□　はい	□　いいえ
③ 目標と対象に合った実施内容・実施方法であるか？	□　はい	□　いいえ
④ 実施時期，時間は適切か？	□　はい	□　いいえ
⑤ 会場，アクセスは適切か？	□　はい	□　いいえ
⑥ 実施回数，対象人数，スタッフ数は適切か？	□　はい	□　いいえ
⑦ 具体的な費用が計上されているか？	□　はい	□　いいえ
⑧ 事業評価の指標や評価方法が検討されているか？	□　はい	□　いいえ

▶ 解説

1）事業計画における評価計画：計画段階での評価計画の作成

　事業計画には，評価計画も含まれる。計画策定時点で，公衆栄養プログラム実施後の評価指標，評価方法，評価時期までを決定しておくことが必要である。

　いつ，どのような方法で評価を行うかを明確に決めておくことで，適切な時期に適切な方法で評価をすることができる。また，その公衆栄養活動によって対象者にどのような変化や効果を期待するのか，活動目標を再認識することにもつながる。次のChapterで，科学的な評価（効果の検証）手法を検討しよう。

演習・実習 13-4　公衆栄養活動を評価するための目的(種類)ごとの評価指標の整理と方法の検討

＊3　13-C（File13-3）

> 記入例（図表13-6）を参考にしながら，ワークシート（File13-3＊3）に従って，保健事業を評価するための目的ごとに評価項目（種類）を整理するとともに，その方法を検討しよう。

図表 13-6　演習・実習 13-4 の記入例（評価項目の整理と方法検討の例）

計画名	健康と食生活教室　食塩摂取量の減少を目的とした事業計画	
対象者・人数	地域住民　概ね30歳以上　20名×10回　延べ200名	
実施時期・回数・時間	5地域　2回シリーズ（春期1回，秋期1回）　10時〜13時30分	
実施概要	○○市内5地域の公民館又は保健センターの調理実習室にて年2回（春，秋）に減塩教室を開催し，減塩料理の実践方法と知識の習得を目的とする教室である。	
企画評価	①健康課題や対象者のニーズに対応しているか。　②対象者にあったプログラムの内容であるか。　③実施時期，会場の設定は適切であるか。　④対象者の選定は適切であるか。　⑤予算設定は適切であるか。　⑥事業の評価項目や方法，評価指標は計画されているか。	
経過（プロセス）評価 （PPモデル第6段階：診断・計画・実施全体の過程の評価）	評価項目	①目標は具体的，かつ実現可能な内容であったか。　②住民のニーズを反映していたか。　③教室の会場，日時，方法は適切であったか。　④対象者へのPRは適切であったか。　⑤教室への参加が必要な人が参加していたか。　⑥予算は適切だったか。　⑦地域の協力は得られたか。　⑧参加者の反応はどうだったか。⑨教育方法として味噌汁の塩分測定を行ったのは適切だったか。
	方法	参加者へのアンケート，栄養士，スタッフ，食生活改善推進員へのヒアリングをもとに評価する。
	時期	毎回教室が終了するときに行う。
影響評価 （PPモデル第7段階：行動変容等の状況を評価）	評価項目	①食塩を多く含む食品を控える等，参加者の行動変容がみられたか。　②高血圧を予防するために減塩が重要だという正しい認識が得られたか。　③参加者は減塩に関して正しい認識や行動を，家族や友人等身近な人に広めるような努力をしているか。　④食塩摂取量の値
	方法	①〜③参加者や家族へのアンケート，あなたの塩分チェック表の結果，栄養士，スタッフ，食生活改善推進員へのヒアリングをもとに評価する。④市民健康・栄養調査の結果から評価する。
	時期	①〜③の評価は，実施年度末までにまとめる。　④は市民健康・栄養調査の実施時を待って評価する。
結果評価 （PPモデル第8段階：健康増進とQOLの向上を評価）	評価項目	減塩教室を受けた地域の高血圧者の割合が他の地域と比べて低くなっているか。
	方法	市民健康・栄養調査，健康診査，前年までの活動実績から把握された結果
	時期	中間評価は実施から3〜5年後　長期評価は実施から10年後をめどに評価を行う。
	評価指標	参加者数，プログラム内容の理解度，行動変容ステージ，食塩摂取量の変化，健康状態のアンケート等の結果から総合的に評価する。

❶　インターネットに接続でき，WordがインストールされたPCを用意する。

❷　ワークシート（File13-3）をダウンロードする。

❸　ワークシート（File13-3）に従って作業を行う。

▶ 解説

1）評価の種類

①　企画評価：公衆栄養プログラムが適切に計画されたか。目標設定の評価，プログラムの評価，評価計画の評価の3つがある。

②　プロセス評価：公衆栄養プログラムの目標の達成に向けたプロセスや活動状況を評価する。参加人数，反応，日時，場所，時間配分，対象者への周知方法等の評価項目がある。

③　影響評価：公衆栄養プログラム実施による対象者の行動や変化を評価する。知識，態度，認識の変化，生活状況の変化等の評価項目がある。

④　結果評価：対象者の健康状態やQOLの変化を評価する。具体的には，生活習慣病の割合が減少しているか，対象者の健康レベルが上がっているか等がある。

参考文献

1）秋田市：第2次健康あきた市21 第4章 健康づくりの目標および指標（1）栄養・食生活，行動目標3　食塩の摂取量を減らしましょう，p.40, https://www.city.akita.lg.jp/_res/projects/default_project/_page_/001/005/692/05dai_4_sho.pdf（アクセス日：2023年7月26日）.

2）横浜市：「健康横浜21」目標に対する取組成果と課題（1）「食習慣の改善」の取組成果と課題，p.23, https://www.city.yokohama.lg.jp/kurashi/kenko-iryo/kenkozukuri/21/naiyo/firststage.files/0007_20180719.pdf（アクセス日：2023年7月26日）.

3）Kitamura A, et al.: Impact of Hypertension and Subclinical Organ Damage on the Incidence of Cardiovascular Disease Among Japanese Residents at the Population and Individual Levels ― The Circulatory Risk in Communities Study（CIRCS）―, Cric J, 81, 2017, pp.1022-1028.

4）今野弘規：PAF（集団寄与危険割合）を用いた日本の疫学研究，近畿大医誌（Med J Kindai Univ），47（3・4），2022，pp.47-51.

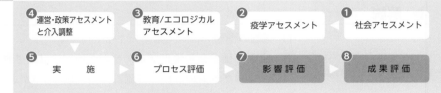

■ 評価基準

	A	B	C
公衆栄養プログラムの評価	公衆栄養プログラムについて科学的妥当性を考慮した評価計画を立てられる	公衆栄養プログラムの評価方法の科学的妥当性を吟味できる	公衆栄養プログラムの評価において必要な要素を理解できる

演習・実習 14-1　公衆栄養プログラムの評価

*1　14-A (File14-1)

　　　Chapter 13の演習・実習13-2（p.149参照）で計画した公衆栄養プログラムについて，ワークシート（**File14-1**[*1]）に内容を整理し，可能な限り科学的に信頼性の高い（加えて現実的であれば尚よい）方法で効果を評価する計画を検討してみよう。評価指標には，評価の目的別の評価項目と方法の検討（演習・実習13-3，p.151参照）も踏まえて，主要評価指標と副次的評価指標を組み込もう。

▶ 手順・流れ

❶　インターネットに接続でき，WordがインストールされたPCを用意する。

❷　File14-1をダウンロードする。

❸　サンプル事例による例（**図表14-1**）を参考に，ワークシート（**File14-1**）に整理し，評価計画を立てる。

*2　14-B (リンク14-1)

　　サンプル事例：江川賢一　他：過体重・肥満成人における運動と食習慣の改善による体重減少を目的とした地域保健プログラムの有用性，日本公衆衛生雑誌，2007，54，pp.847–856.[*2]

図表 14-1　公衆栄養プログラムの評価のサンプル事例による例

研究の仮説 （目的）		運動と食習慣の改善による体重減少を目的とした地域保健プログラムが過体重・肥満成人に有効なのではないか
対象者	採用（除外）基準，基本的属性（年齢，性別，居住地域等）	2002年度の東京都**あきる野市**の市民健康診査受診者で**65歳以下か**つ**BMI≧24.2以上の者**（1115人）のうち，参加に同意した96人（介入群46人，比較群50人）。なお，期間中に中断した者を除く76人（男性9人，女性67人）が解析対象となった
	測定項目	市民健康診査受診歴，年齢，BMI
デザイン	デザイン名	非ランダム化比較試験
	比較群の有無	あり
	比較群の設定方法[*1]	参加者の希望による割り付け
	介入内容	・介入群：9か月間の減量コースへの参加 　　月1回，2時間×9回 　　個別目標設定，運動＆食生活支援 ・比較群：健康診査後の事後指導 　　健診結果の説明，保健指導1回
アウトカム	評価指標[*2]	・最終指標：BMI ・中間指標：運動及び食生活の行動変容ステージ
	測定方法[*3]	・BMI：身長計，体重計による測定 ・行動変容ステージ：質問紙（自己申告）
	事前・事後測定の有無と時期	・事前・事後共にあり ・詳細時期は記載されていない
交絡の影響 への対策[*4]	交絡の可能性のある要因の測定方法	・性別，年齢は介入群の年齢が比較群より高い ・測定方法：恐らく健診情報
	対策	多変量解析（性・年齢を調整）を実施
バイアスの影響 への対策[*5]		行っていない → 自己選択バイアスは避けられなかっただろう
偶然の影響 への対策[*6]		・統計学的検定を行い，有意な結果が示された。なお，必要なサンプルサイズに関する記載はない ・比較群を設定している
結果		・介入群のBMIは比較群より有意に減少した（P< 0.001） ・介入群の運動及び食生活行動変容ステージも，比較群より有意に改善した（P< 0.001）
結論		市町村事業を活用した地域保健プログラムは，過体重及び肥満者の行動変容を促進し，体重を減少させる有効性が示唆された（仮説が支持された）。ただし，自己選択バイアスによる効果の過大評価は否定できない。※仮説は支持されたのか，反証されたのか。偶然・バイアス・交絡の影響について（主に，検証方法に起因する）科学的妥当性について吟味し，結果を価値判断する

*1　ランダム化，マッチング，までいかなくても何とかして比較群を設けることが科学的評価のためには重要（「偶然の影響への対策」の項参照）。
*2　最終指標と中間指標（経過評価・影響評価・結果評価）に分けて整理する（解説も参照のこと）。
*3　主観的より客観的な指標の収集に努めること。
*4　対象者の特性制限，層化分析，比率の標準化，多変量解析等が考えられる。
*5　測定バイアスへの対策：評価指標の測定を同一条件，標準化された方法で行う，選択バイアスへの対策：ランダム化やマッチングを行う。
*6　統計学的検定，推定を行う。そもそも介入効果を判断するのに十分な対象者数が設計されているか（本Chapterの解説参照），対象者の選定にあたり再検査を行っているか，比較群を設定しているかは，特に平均への回帰への対策となる。平均への回帰とは，確率変動の影響による現象の1つで，2回測定すると平均的な値に戻る可能性が高い→高血圧者を対象とする教室では参加者の2回目測定値は低下することになる現象のことをいう。

（文献1より作成）

1）対象者数とサンプルサイズの設計

　確率変動（測定値が偶然の影響により真の値の周辺をばらつく現象）の影響を定量的に評価するために統計的推論が行われる。統計では，対象者（母集団の標本）を使い，母集団での関連を推し量る。結果を解釈するとき，P値が一定の水準未満（P<0.05）なら偶然だけでは説明できない関連性が（母集団でも）存在する可能性が高い，すなわち統計学的に意味のある差や関連と判断する。一方で，群間の差が一定でも，対象者数が多くなると差の検定結果は有意になりやすいという性質がある[*3]。

　このようなわけで，研究を計画する段階で適切に「想定される効果が得られた場合，その効果を統計学的に有意とできるために最低限必要な対象人数を研究前に見積もること」が肝要である。EZRで計算できるので紹介する。

◆手順（2群の差をt検定で比較することを想定した場合）

Rコマンダー　→　統計解析　→　必要サンプルサイズの計算　→　2群の平均値の比較のためのサンプルサイズの計算　を選択する。□内の数値は下記の通り設定　→　**方法**において**両側**を選択　→　**OK**を選択する。

① 2群間の平均値の差：どの程度で「差がある」とするかを研究者が設定する。

② 2群共通の標準偏差：過去の研究や資料等を参照する。

③ αエラー（通常0.05未満，真の差がないのにあるとする確率）

④ 検出力（通常0.80以上，$1-\beta$エラー：真の差があるのにないとする確率）

⑤ 各群の規模の比：研究者がデザインや目的に合わせて設定する。

*3　従って，「体重20g減少」が統計学的に有意であっても生物学的に意味を持つかどうかは専門家の価値判断が必要となる。

コラム　最終指標と中間指標

　プログラムの効果を評価する指標は，明らかにしたい問題点に焦点をあてて測定しているかしっかり吟味する必要があるだろう。例えば，恋人ができることを目的としたダイエットを想定する。ダイエットに成功したところで恋人ができないこともありそうだ。がん予防ならがんの発生や死亡が最終評価指標となる。例えば，免疫力が高まることと，がんの発生そのものが防げることは，同一ではないという認識が必要だ。評価指標を吟味して保健事業の評価結果を解釈することが重要だ。公衆栄養プログラムの評価においても目標（すなわち評価指標）を彼氏ができることにおくかダイエットにおくか区別しておく必要があるだろう。なお，日本人の食事摂取基準（2020年版）では，生活習慣病のうち循環器疾患の中間指標を主要なアウトカムとして目標量を設定している。中間指標のとらえ方は，疾病によってやや異なることにも留意しておこう。

参考文献

1）江川賢一　他：過体重・肥満成人における運動と食習慣の改善による体重減少を目的とした地域保健プログラムの有用性，日本公衆衛生雑誌，2007，54，pp.847-856.

事前学習 | □公衆栄養学：6-A〜C

PP モデル

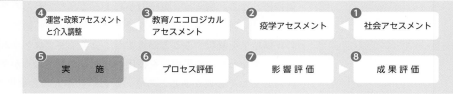

④ 運営・政策アセスメントと介入調整　◀　③ 教育/エコロジカルアセスメント　◀　② 疫学アセスメント　◀　① 社会アセスメント

⑤ 実　施　▶　⑥ プロセス評価　▶　⑦ 影響評価　▶　⑧ 成果評価

■ 評価基準

	A	B	C
既存プログラムの目的と取り組み内容	既存プログラムの目的や取り組みについて，追加情報を加えて詳細に調べ，連携や発展の可能性について考察を加えて発表できる	既存プログラムの目的や取り組み内容について，追加情報を加えて詳細に調べて発表できる	既存プログラムの目的や取り組み内容を調べて発表できる

演習・実習 15-1　既存プログラムの目的と取り組み内容

> 　既存の公衆栄養プログラムを探して，その目的と取り組み内容を整理しよう。またその取り組みの背景にある課題について，考えてみよう。

▶ 手順・流れ（動画15-1*1）

*1　15-A（動画15-1）

*2　15-B（リンク15-1）

❶　既存の公衆栄養プログラムの事例を探す。

省庁や自治体，企業等のWebページに掲載されている取り組み例：

・厚生労働省：Smart Life Project健康寿命をのばそう！アワード受賞事例集*2

・農林水産省：食育活動表彰事例集*3

・その他，Webページや情報誌等に掲載されている民間を含む身の回りの取り組みに関する情報等

❷　興味ある取り組みについて，インターネット等通じて詳細（追加情報）を調べて発表する。

＊3　15-C（リンク15-2）

発表項目の例：
・実施主体：行政，企業，健康保険組合等の名称
・対象者（受益者）：地域住民，従業員，学生等
・目的：健康づくり・疾病予防，危機管理（災害等）・食支援，生態系
　保全・持続可能性（食品ロス削減等），食料自給率，地域・コミュニティ
　づくり，介護支援等
・取り組み背景：集団の現状，解決したい課題等
・内容・方法：環境づくり，教育的アプローチ，ポピュレーションアプロー
　チ，ハイリスクアプローチ等
・取り組みの工夫
・成果（評価指標や評価方法）
・考察・感想

▶ 解説

　　　先行事例で行われている様々な取り組みについて，まずは省庁のサイト
に掲載されているアワードや表彰事例から，又は身の回りにある小さな取
り組みから，公衆栄養に関連する取り組みを探す。さらに，それぞれの実
施主体が作成するWebページ等で詳細な情報を収集する。自分たちなら，
これらの取り組みとどのように連携するか，又は発展に貢献できるか等，
想像力を働かせて考察しよう。

[編著者]（五十音順）

石原　淳子　麻布大学生命・環境科学部　教授
髙地リベカ　奈良女子大学生活環境学部　教授

[著　者]

鬼頭久美子　国立がん研究センターがん対策研究所　特任研究員
木村　安美　広島修道大学健康科学部　教授
小手森綾香　麻布大学生命・環境科学部　講師
後藤　温　横浜市立大学医学部　教授
多田　由紀　東京農業大学応用生物科学部　准教授
遠又　靖丈　神奈川県立保健福祉大学保健福祉学部　准教授
丸谷　幸子　奈良女子大学生活環境学部　助教
丸山　広達　愛媛大学大学院農学研究科　准教授
村井　詩子　国立がん研究センターがん対策研究所　特任研究員
吉﨑　貴大　東洋大学大学院健康スポーツ科学研究科　准教授

公衆栄養学・栄養疫学実習

2024年（令和6年）3月5日　初版発行

編著者　石　原　淳　子
　　　　髙　地　リベカ

発行者　筑　紫　和　男

発行所　株式会社 建　帛　社
　　　　　　　　KENPAKUSHA

〒112-0011　東京都文京区千石4丁目2番15号
　　　　　　電　話　（03）3944-2611
　　　　　　FAX　（03）3946-4377
　　　　　　https://www.kenpakusha.co.jp/

ISBN 978-4-7679-0752-9　C3047　　　　　　　教文堂／愛千製本所
©石原淳子, 髙地リベカほか, 2024. Printed in Japan.
（定価はカバーに表示してあります）